systemed

F. Mangiameli | Dr. N. Worm | A. Knauer

LOGI-GUIDE

Tabellen mit über 500 Lebensmitteln, bewertet nach ihrem glykämischen Index und ihrer glykämischen Last

Die LOGI-Methode in aller Kürze

Auf einen Blick

INHALT: LOGI-GUIDE.

Die LOGI-Tabellen

Fett ist nicht der Übeltäter. **Die Menschen werden immer dicker und das, obwohl sie auf das dringende Anraten der Fachgesellschaften immer weniger Fett verzehren.**

Fett wurde jahrzehntelang für die Entstehung von Übergewicht und für viele Zivilisationskrankheiten verantwortlich gemacht. Doch wie ist es dann zu erklären, dass trotz geringerer Fettanteile im Essen die Anzahl übergewichtiger Menschen kontinuierlich ansteigt?

Die Erfahrung aus der Praxis zeigt, dass der Fettkonsum vor allem während und nach Diäten häufig stark eingeschränkt wird. In Ernährungsprotokollen vieler Übergewichtiger tauchen Lightprodukte wie entrahmte Fruchtjoghurts, entrahmte Milch, fettreduzierter Käse auf. Die Butter als Brotaufstrich wird in der Regel durch fettarmen Frischkäse oder Magerquark ersetzt. Öle und Fette werden auch beim Kochen gemieden, weil sie so viele »Fettpunkte« liefern: Das Anbraten von Fleisch und Dünsten von Gemüse erfolgt immer öfter in beschichteten Pfannen.

Das Motto »Fett sparen, wo es nur geht« hat sich in den Köpfen fest verankert. Wer schlank bleiben will, wählt einen möglichst dünnen Brotbelag. Käse oder Wurst ohne Brot sind absolut tabu. Je dicker die Scheibe Brot und je dünner die Wurst oder der Käse obendrauf, desto besser. Deswegen

FETT IST NICHT DER ÜBELTÄTER.

kommen die beliebtesten Zwischenmahlzeiten vom Bäcker um die Ecke oft »nackt« daher: Vollkorn- oder Rosinenbrötchen werden gerne pur als schneller Imbiss verzehrt. Besonders groß ist das Geschmackserlebnis solcher fettarmer, kohlenhydratreicher Gerichte nicht, schließlich fehlt der wichtige Geschmacksträger Fett. Um die unbefriedigten Gelüste zu stillen, werden guten Gewissens und bedenkenlos fettarme Süßigkeiten genascht – als wären Gummibärchen & Co. figurfreundlich ...

Kann das wirklich ideal sein? Wohin solche Ernährungsweisen führen, können wir täglich auf der Straße beobachten: Über 60 Prozent der Deutschen sind inzwischen übergewichtig!

Kohlenhydrate als Schlankmacher: Eine dicke Lüge!

Eine fettarme Ernährung geht oft mit einem höheren Kohlenhydratverzehr einher, denn fettreduzierte oder fettfreie Produkte enthalten meist sehr viel Zucker und Stärke. Reichlich Vollkornbrot, aber auch Reis, Nudeln und Kartoffeln sind aus der fettarmen Ernährung nicht mehr wegzudenken. Dies scheint kein Problem, denn angeblich machen sie satt und schlank, stimmt's? Nein, genau das Gegenteil ist der Fall!

Die stärke- oder zuckerhaltigen Nahrungsmittel verursachen problematische Blutzuckerschwankungen. Essen Sie beispielsweise eine Scheibe Weißbrot, schnellt Ihr Blutzucker in die Höhe.

Das hängt damit zusammen, dass der Körper die Stärke aus dem Brot sehr schnell in ihre einzelnen Zuckerbestandteile aufschließen kann: Diese Zucker »schießen« schon kurz nach der Mahlzeit ins Blut. Hohe Blutzuckerwerte führen zur Ausschüttung des blutzuckersenkenden Hormons Insulin.

Die Folge: Nach einer besonders hohen Insulinausschüttung sinkt der Blutzucker nicht nur wieder auf den Normalwert, sondern noch weiter ab. Folge ist eine Unterzuckerung, die als Hunger empfunden wird. Vielleicht haben Sie schon einmal an sich selbst beobachtet, was dann passieren kann: Zwei bis drei Stunden nach einer stärke- bzw. zuckerreichen Mahlzeit fangen eventuell die Hände an zu zittern, lässt die Konzentrationsfähigkeit nach und ein unwiderstehlicher Appetit und Hunger tritt auf. Kohlenhydrate sind deswegen Hungermacher!

Um den Blutzucker wieder anzuheben, greift man oft automatisch wieder zu Zucker und Stärke. Zum Beispiel zu Weißbrot, Schokoriegel oder Nudeln. Und schon schießt wieder der Blutzucker in die Höhe und löst eine hohe Insulinausschüttung aus. Die nächste Unterzuckerung ist absehbar – ein Teufelskreis.

WARUM MACHEN KOHLENHYDRATE DICK?

■ Kohlenhydrate sind Hungermacher. Sie verführen dazu, mehr zu essen und damit mehr Kalorien zuzuführen als wir brauchen. Und mehr als wir essen würden, wenn die Nahrung dank einer günstigeren Zusammensetzung besser sättigen würde.

■ Schweine werden nicht etwa mit Fett, sondern mit Getreide gemästet, damit sie möglichst schnell dick werden. Dieses einfache Prinzip des Mästens funktioniert auch beim Menschen. Essen wir geringe Mengen Kohlenhydrate, dienen diese als Lebensenergie und werden verbrannt. Essen wir jedoch mehr Kohlenhydrate als wir verbrennen können, wird ihr Überschuss einfach in Fett umgewandelt!

■ Das blutzuckersenkende Hormon Insulin ist entscheidend am Wachstum der Fettdepots beteiligt. Essen wir viele Kohlenhydrate, wird viel Insulin ausgeschüttet. Es senkt den Blutzucker, hemmt gleichzeitig die Fettverbrennung in der Muskulatur und fördert die Fetteinlagerung im Fettgewebe! Insulin ist also ein Masthormon.

Der glykämische Index. **Der Blutzuckeranstieg ist von verschiedenen Faktoren abhängig.**

- Eiweiße und Fette in einer kohlenhydrathaltigen Mahlzeit verzögern die Magenentleerung, dadurch steigt der Blutzucker langsamer an.

- Je stärker ein kohlenhydratreiches Lebensmittel verarbeitet ist, desto größer ist in der Regel sein Einfluss auf den Blutzucker. Beispielsweise lässt Kartoffelbrei den Blutzucker stärker ansteigen als Pellkartoffeln.

- Auch die Garzeit spielt eine wichtige Rolle für die Blutzuckerwirkung. Bissfest gegarte Nudeln haben zum Beispiel einen geringeren Einfluss als zerkochte Nudeln. Denn »al dente« ist ihre Stärke noch nicht so stark aufgeschlossen: Der Abbau in die einzelnen Zuckerbestandteile dauert etwas länger, der Zucker sickert nach und nach ins Blut.

- Ballaststoffe verzögern die Freisetzung von Kohlenhydraten und sorgen dafür, dass der Blutzucker langsamer ansteigt. Vollkornbrot enthält mehr Ballaststoffe als Weißbrot und hat somit eine günstigere Blutzuckerwirkung. Die Kohlenhydrate der ballaststoff- und eiweißreichen Hülsenfrüchte werden sogar doppelt ausgebremst und heben den Blutzucker kaum an.

DER GLYKÄMISCHE INDEX.

■ Weiterhin beeinflussen auch Zuckergehalt, Stärkegehalt, Quellzustand der Stärke sowie der Säuregehalt eines Lebensmittels beziehungsweise einer Speise die Blutzuckerwirkung.

Lebensmittel mit einem niedrigen Kohlenhydratgehalt wie die meisten Salat- und Gemüsearten, Fisch, Geflügel, Fleisch und Eier haben einen so geringen Einfluss auf den Blutzucker, dass er vernachlässigt werden kann.

Milch und Milchprodukte enthalten etwas Milchzucker, der im Verdauungstrakt zu Glukose abgebaut wird. Deswegen haben diese Nahrungsmittel eine – wenn auch niedrige – Blutzuckerreaktion zur Folge. Ohne Einfluss auf den Blutzucker ist der Verzehr von Sauermilchprodukten, denn ihr Milchzucker ist größtenteils vergoren.

Merke: Je niedriger die Blutzuckerwirkung, desto stabiler bleibt der Blutzucker. Ein stabiler Blutzuckerspiegel führt dazu, dass man länger satt ist und automatisch weniger isst, ohne sich bewusst einzuschränken.

Diese Blutzuckerwirkung von Lebensmitteln kann durch den glykämischen Index (GI), umgangssprachlich auch Glyx genannt, ausgedrückt werden. Er gibt an, wie stark die Kohlenhydrate eines Lebensmittels den Blutzucker anheben.

Man sagt, Kohlenhydrate aus Lebensmitteln mit einem niedrigen glykämischen Index sickern ins Blut. Das bedeutet, dass sie den Blutzucker nur unmerklich erhöhen. Sie sorgen vielmehr dafür, dass er immer auf einem stabilen Niveau bleibt. Kohlenhydrate aus Lebensmitteln mit einem mittleren glykämischen Index strömen ins Blut, und solche mit einem hohen schießen ins Blut. Je schneller der Zucker nach den Mahlzeiten ins Blut übertritt, desto stärker fallen auch der Blutzuckeranstieg und die Insulinausschüttung aus!

Zur Bewertung der Lebensmittel nach ihrem GI hat man folgende Klassifizierung vorgenommen:

Niedriger GI: bis 55. Mittlerer GI: 56–69. Hoher GI: ≥70.

Am Glyx-Konzept wird oft kritisiert, dass es immer nur den glykämischen Index einzelner Lebensmittel berücksichtigt, obwohl sie doch meistens mit anderen Lebensmitteln zu einer Mahlzeit kombiniert werden. Tatsächlich lässt sich auch die Blutzuckerreaktion von gemischten Mahlzeiten berechnen: Die enthaltenen Eiweiße, Fette und Ballaststoffe werden die Blutzuckerreaktion leicht verändern, aber entscheidend sind letztendlich immer nur die Menge und der glykämische Index der verzehrten zucker- oder stärkereichen Lebensmittel. Diese beiden Faktoren machen alleine bis zu 90 Prozent der gemessenen Blutzuckerreaktion aus!

DER GLYX ALLEIN MACHT NICHT GLÜCKLICH!

Der Glyx allein macht nicht glücklich!

Das Glyx-Konzept hat durchaus eine physiologisch nachvollziehbare Basis. Doch dass seitens der Autoren von Glyx-Büchern und infolgedessen auch in Medienberichten alle Lebensmittel mit hohem glykämischem Index als Dickmacher verteufelt und solche mit niedrigem glykämischem Index als Schlankmacher und Fatburner ausgelobt werden, beruht auf falschen Annahmen.

Wer sich die Ge- und Verbotslisten der verschiedenen Glyx-Diäten genauer ansieht, wird bestimmt verwundert zweimal hinschauen: Lebensmittel, die gemeinhin als supergesund gelten und nur wenige Kalorien enthalten, stehen ganz oben auf dem Index der Dickmacher, weil sie einen hohen glykämischen Index haben (z. B. Wassermelone, GI = 76). Dafür dürfen vergleichsweise kalorienreiche Nahrungsmittel, angeblich Schlankmacher, ohne Bedenken in großen Mengen gegessen werden, nur weil ihr glykämischer Index niedriger ist (z. B. Roggenbrot aus Sauerteig, GI = 48).

Diese Empfehlung ist aber nicht logisch: Der glykämische Index allein liefert nur die halbe Wahrheit und für ein glückliches, schlankes Leben ist er nicht aussagekräftig genug.

Die glykämische Last. Nach dem Glyx-Konzept gelten Lebensmittel mit einem niedrigen glykämischen Index als gesunde Schlankmacher und solche mit einem hohen glykämischen Index als Dickmacher.

Das ist eine vereinfachte Interpretation der Werte, die so nicht stehen bleiben kann. Denn die Glyx-Theorie vergisst einen entscheidenden Umstand zu berücksichtigen: die Menge der verzehrten Lebensmittel und damit die Menge der enthaltenen Kohlenhydrate. Das ist ein gravierender Fehler, denn zur Messung des glykämischen Index von Lebensmitteln wurden Portionen von Lebensmitteln verglichen, die jeweils 50 Gramm Kohlenhydrate enthalten. Also zum Beispiel 50 Gramm Traubenzucker mit etwa einem Kilogramm Kürbis, 800 Gramm Wassermelone, 600 Gramm Karotten, 500 Gramm Äpfeln, 130 Gramm Vollkornbrot oder mit 100 Gramm Weißbrot.

Mit anderen Worten: Um die Blutzuckerwirkung von Karotten zu messen, haben die Versuchspersonen 600 Gramm Karotten auf einmal essen müssen. Um den glykämischen Index von Weißbrot zu bestimmen, 100 Gramm Brot. Das ist eine durchaus alltagsübliche Menge Weißbrot, doch wer isst schon 600 Gramm Karotten oder ein Kilogramm Kürbis auf einmal?

DIE GLYKÄMISCHE LAST.

Ein einfaches Beispiel, um den »Denkfehler« im Glyx-Konzept zu verdeutlichen: Eine Scheibe Pumpernickel hat einen niedrigen glykämischen Index von 50. Das lässt darauf schließen, dass der Blutzuckerspiegel nach Verzehr von Pumpernickel nur langsam ansteigt und entsprechend wenig Insulin benötigt wird, um den Blutzucker zu senken. Dabei scheint es keine Rolle zu spielen, ob Sie eine, zwei oder drei Scheiben Pumpernickel essen, der glykämische Index liegt immer genau bei 50. Und das ist das Glyx-Problem: Der Wert verändert sich nicht, egal, wie viel Sie vom jeweiligen Nahrungsmittel essen. Mit drei Scheiben Pumpernickel führen Sie aber dreimal mehr Kohlenhydrate zu als mit einer Scheibe Brot. Und diese Kohlenhydrate lösen sich nicht in Wohlgefallen auf, sondern werden zu Glukose abgebaut und gehen als Zucker ins Blut über. Je mehr Pumpernickel Sie essen, desto mehr Insulin locken Sie zum Abbau des Blutzuckers. Viel Insulin sorgt leider auch dafür, dass alle überschüssigen Kalorien als Reservefett auf den Rippen landen!

Im Glyx-Konzept werden »Äpfel mit Birnen« verglichen! Deswegen besitzt es für die tägliche Praxis nicht genug Aussagekraft. Wirklich interessant ist die Blutzuckerwirkung einer üblichen Portionsgröße!

Entscheidend ist die glykämische Last (GL). Sie berücksichtigt neben dem glykämischen Index (GI) auch die Kohlenhydratmenge der Lebensmittel. Deswegen gibt sie die tatsächliche Blutzucker- und Insulinwirkung viel realistischer wieder. Berechnet wird die GL nach dieser Formel:

$$\frac{\left(\begin{array}{c}\text{GI des Lebensmittels x Kohlenhydratmenge}\\ \text{des Lebensmittels pro Portion (in Gramm)}\end{array}\right)}{100}$$

DIE GLYKÄMISCHE LAST.

Zwei Rechenbeispiele:

Wassermelone

In 125 Gramm Wassermelone sind 6 Gramm Kohlenhydrate enthalten. Ihr GI ist 76 und damit hoch. Doch die sich daraus errechnende glykämische Last von 5 ist niedrig! (76 x 6 / 100 = 5)

Die Wassermelone hat trotz des hohen glykämischen Indexes eine niedrige glykämische Last. Sie enthält so wenig Energie, dass man kiloweise davon essen müsste, um zu viele Kalorien aufzunehmen. Und die Melone liefert so wenige Kohlenhydrate pro Portion, dass sie den Blutzucker nur gering beeinflusst. Kein Grund also, auf Wassermelone zu verzichten!

Pumpernickel

100 Gramm Pumpernickel enthalten 40 Gramm Kohlenhydrate. Bei einem GI von 50 errechnet sich eine glykämische Last von 20 je 100 Gramm Brot. (50 x 40 / 100 = 20)

Pumpernickel hat im Vergleich zur Wassermelone einen niedrigeren glykämischen Index, trotzdem liegt die glykämische Last im oberen Bereich. Das ist auch logisch, weil Pumpernickel deutlich mehr Kohlenhydrate pro Portion enthält und nach dem Verzehr eine viel höhere Insulinausschüttung erforderlich ist als nach dem Verzehr einer vergleichbaren Menge Wassermelone.

Die Glyx-Irrtümer. **Gleiches gilt auch für andere angebliche Dick- oder Schlankmacher!**

Neben dem Wassermelonen- und Pumpernickel-Irrtum gibt es noch zahlreiche andere Glyx-Irrtümer:

- den Kürbis-Irrtum
- den Karotten-Irrtum
- den Rote-Bete-Irrtum

Vor diesen Lebensmitteln wird in der Glyx-Diät wegen ihres hohen glykämischen Indexes gewarnt. Der jeweilige Kohlenhydrat- und Kaloriengehalt ist aber so gering, dass man sie guten Gewissens essen kann. Übrigens: Karotten werden noch oft mit einem hohen GI gekennzeichnet, das ist aber nicht richtig. Der Wert wurde korrigiert und liegt im niedrigen Bereich.

Und es gibt auch typische Glyx-Irrtümer, in denen potenzielle Dickmacher zu Schlankmachern erklärt werden:

- den Roggenbrot-Irrtum (Sauerteig)
- den Vollkornbrot-Irrtum
- den Spaghetti-Irrtum
- den Parboiled-Reis- oder Brauner-Reis-Irrtum

TYPISCHE GLYX-IRRTÜMER.

Diese Lebensmittel haben einen niedrigen bis mittleren glykämischen Index. Die vermeintlichen »Fatburner« sind jedoch mit Vorsicht zu genießen, da sie bei üblichen Portionsgrößen eine hohe glykämische Last aufweisen können, entsprechend viel Insulin locken und auch nicht sehr kalorienarm sind.

Im Prinzip spricht nichts gegen eine halbe Pellkartoffel oder ein kleines Stück Weißbrot als Beilage. Deren GI von 78 bzw. von 75 hat keine nachteiligen Einflüsse, solange nur kleine Portionen davon gegessen werden. Dann fällt weder ihre Blutzuckerwirkung noch die anschließende Insulinausschüttung oder die Kalorienmenge ins Gewicht!

Klassifizierung der glykämischen Last

Niedrige GL: bis 10. Mittlere GL: 11–19. Hohe GL: ≥20.

Die glykämische Last aller am Tag verzehrten Lebensmittel und Speisen kann summiert werden. Als niedrig gilt die glykämische Last, wenn sie unter 80 pro Tag liegt. Eine hohe glykämische Last liegt vor, wenn sie pro Tag über 120 steigt.

Insulinstoffwechsel

- Verzehr einer Mahlzeit, die Kohlenhydrate enthält.
- Der Blutzucker steigt an.
- In der Bauchspeicheldrüse werden wie am Fließband viele »Insulinschlüssel« produziert.
- Diese Schlüssel werden in den Blutkreislauf abgegeben, um die »Türen« der Zellen aufzuschließen.
- Sobald die Türen erfolgreich vom Insulinschlüssel geöffnet wurden, tritt der Blutzucker aus dem Blut in die Zellen ein.
- In den Zellen wird der Zucker zur Energiegewinnung verbrannt.
- Der Blutzucker sinkt wieder auf einen normalen Wert.

INSULIN-
STOFFWECHSEL.

Insulin macht nicht nur dick, sondern auf Dauer auch noch krank – wenn der Insulinspiegel ständig auf einem hohen Niveau ist. Der Stoffwechsel ist oft überfordert, den Zucker, der nach dem Essen ins Blut abgegeben wird, mithilfe des ausgeschütteten Insulins zu senken.

Bei Übergewicht und bewegungsarmem Lebensstil entwickelt sich oft ein Insulinproblem. Bei chronischer Überflutung mit Zucker und Stärke reagieren die Körperzellen nicht mehr wie vorgesehen auf das Insulin. Der »Schlüssel« Insulin passt nicht mehr in ihr »Schloss«. Die Zelltüren bleiben verschlossen, der Zucker schwimmt weiterhin im Blut.

Bei dieser Störung spricht man von Insulinresistenz. Die Insulinkonzentration im Blut steigt immer höher. Ab einem gewissen Niveau ist das Aufgebot von »Schlüsseln« dann so groß, dass die »Türen« endlich reagieren und sich öffnen. Der Zucker kann in die Zellen strömen, der Blutzucker sinkt endlich ab. Gesund ist diese hohe Insulinausschüttung aber nicht!

Die unnatürlich hohen Insulinspiegel (Hyperinsulinämie) beeinflussen den Hormonhaushalt und behindern den gesunden Ablauf der Stoffwechselprozesse: sie können die Entstehung von Bluthochdruck fördern, Blutfett- und Harnsäurewerte verschlechtern und vieles mehr.

Mit der Zeit verliert sogar die Bauchspeicheldrüse ihre Fähigkeit, so unnatürlich viel Insulin zu produzieren. Sie stellt ihre Produktion nach und nach ein, der Blutzucker steigt infolgedessen auf krankhaft hohe Werte an. Die Insulinresistenz entwickelt sich zur »Zuckerkrankheit« Typ-2-Diabetes.

Merke: Bei Insulinresistenz muss zur Senkung des Blutzuckers nach einer kohlenhydrathaltigen Nahrung mehr, zum Teil sogar sehr viel mehr Insulin aufgewandt werden als normal!

Die Insulinresistenz tritt sehr häufig bei übergewichtigen Menschen auf. Vor allem bei Übergewicht vom sogenannten »Apfeltyp«, bei dem sich hauptsächlich am Bauch verstärkt Fettdepots bilden.

Deswegen ist es auch sehr bedenklich, dass in unserer bewegungsarmen Zeit ausgerechnet bei Übergewicht – welches mit hoher Wahrscheinlichkeit mit Insulinresistenz verkettet ist – häufig empfohlen wurde und wird, möglichst viele Kohlenhydrate zu essen! Unter den heutigen Lebensbedingungen herrscht ohnehin eine stetige Kohlenhydratzufuhr.

Viel wichtiger wäre es, sich bei Übergewicht und einem bequemen Lebensstil wieder mehr zu bewegen und auch sportlich aktiv zu werden.

INSULIN-STOFFWECHSEL.

Denn eine trainierte Muskulatur reagiert erstklassig und viel sensibler als untrainierte Muskulatur auf das Insulin. Wer sportlich aktiv ist, muss nicht fürchten, dass die Bauchspeicheldrüse so schnell überlastet reagiert. Das Diabetesrisiko ist geringer als bei einem bewegungsarmen Lebensstil.

Es ist deswegen die beste »Therapie«, bei Übergewicht und Insulinresistenz Sport zu treiben, weil durch die Muskelaktivität die Reaktion auf das Insulin verbessert wird: Der »Schlüssel« passt wieder ins »Schloss«. Selbst bei bestehendem Typ-2-Diabetes können körperliche Aktivität und eine Ernährung mit niedriger glykämischer Last dazu beitragen, dass die Bauchspeicheldrüse auf diese Weise entlastet wird. Oft können dann Medikamente oder Insulingaben reduziert werden!

Bewegung muss sein

Im Bann von Technisierung und Automatisierung werden wir zunehmend zu Bewegungsmuffeln: Statt Sport steht nach der Arbeit Internetsurfing auf dem Programm. Diese Freizeitaktivität trägt wenig zum Stressabbau bei. Zum Erhalt der Gesundheit und der Leistungsfähigkeit ist ein Mindestmaß an körperlicher Aktivität wichtig. Denn Bewegung hält gesund: Regelmäßiges Ausdauer- und Krafttraining aktiviert den Zucker- und den Fettstoffwechsel, bei bewegungsarmem Lebensstil können diese nicht optimal ablaufen. Ausdauertraining hält auch den Blutdruck dauerhaft im Normbereich und mindert das Risiko von Herz-Kreislauf-Erkrankungen. Generell wirkt sich Sport auch positiv bei Insulinresistenz aus und wirkt so der Entstehung von Diabetes mellitus Typ 2 entgegen. Gut trainierte Übergewichtige haben ein niedrigeres Risiko für diese Erkrankungen als untrainierte Schlanke!

Weitere tolle Effekte: Körperliche Aktivität stärkt das Immunsystem und die Knochen und beugt Osteoporose vor. Und nicht zuletzt unterstützt Bewegung den Abbau von Stresshormonen – das lässt den Ärger des Tages leichter verfliegen.

Deshalb gilt für Jung und Alt: Besser dick und fit, als schlank und schlapp. Die Krönung ist natürlich, schlank und fit zu sein.

BEWEGUNG
MUSS SEIN!

Bewegung verhindert Zunehmen!

Ein besonderer Anreiz, aktiv zu werden: Regelmäßige körperliche Aktivität ist das beste Mittel, um sein Gewicht zu kontrollieren. Als Faustregel gilt, dass man mindestens 11 Kalorien pro Kilogramm Körpergewicht zusätzlich zu seinem Ruhekalorienumsatz pro Tag verbrauchen sollte. Eine Frau mit 65 Kilogramm Körpergewicht müsste so aktiv werden, dass sie zusätzlich zu ihrem Ruheumsatz von zirka 1.500 Kalorien noch etwa 730 Kalorien durch Bewegung umsetzt. Dafür müsste sie ungefähr 80 Minuten bei mittlerem Tempo joggen oder 90 Minuten in flottem Tempo Fahrrad fahren. Unrealistisch? Eine Frage der Sichtweise: Hat sie sich den ganzen Tag über bereits bei der Arbeit und Hausarbeit körperlich angestrengt, reduziert sich die erforderliche Freizeitbewegung auf ein realistischeres Maß. Dann sollte ein flotter Spaziergang von 30 bis 60 Minuten Dauer pro Tag genügen.

Bewegung erhält die Körpersubstanz

Unsere Muskulatur ist ein stoffwechselaktives Gewebe, das auch im Ruhezustand viel mehr Energie verbraucht als die Fettzellen oder andere Gewebe: Die Muskeln sind unsere Verbrennungsöfen. Männer haben mehr Muskelmasse als Frauen, ein großer Vorteil, denn dadurch verbrennen sie grundsätzlich mehr Energie – ihr Grundumsatz ist bei gleichem Körpergewicht höher als der von Frauen! Dies bedingt auch, dass Männer in der Regel besser abnehmen als Frauen.

Merke: Je mehr Muskelmasse ein Mensch besitzt, desto mehr kann er essen, ohne zuzunehmen. Und umgekehrt: Wer wenig Muskelmasse zu bieten hat, sollte sich der Figur zuliebe weniger Nahrungskalorien leisten.

Wer mit herkömmlichen Reduktionsdiäten abnimmt, wird auch einen Abbau von Muskel- und Knochenmasse hervorrufen. Bei einer kohlen÷hydratreduzierten Ernährung wie LOGI ist dieses Risiko wegen der hohen Eiweißzufuhr gering. Aber trainieren Sie trotzdem regelmäßig Ihre Muskeln, insbesondere Krafttraining regt Wachstum und Erhalt der Muskelmasse an.

BEWEGUNG MUSS SEIN!

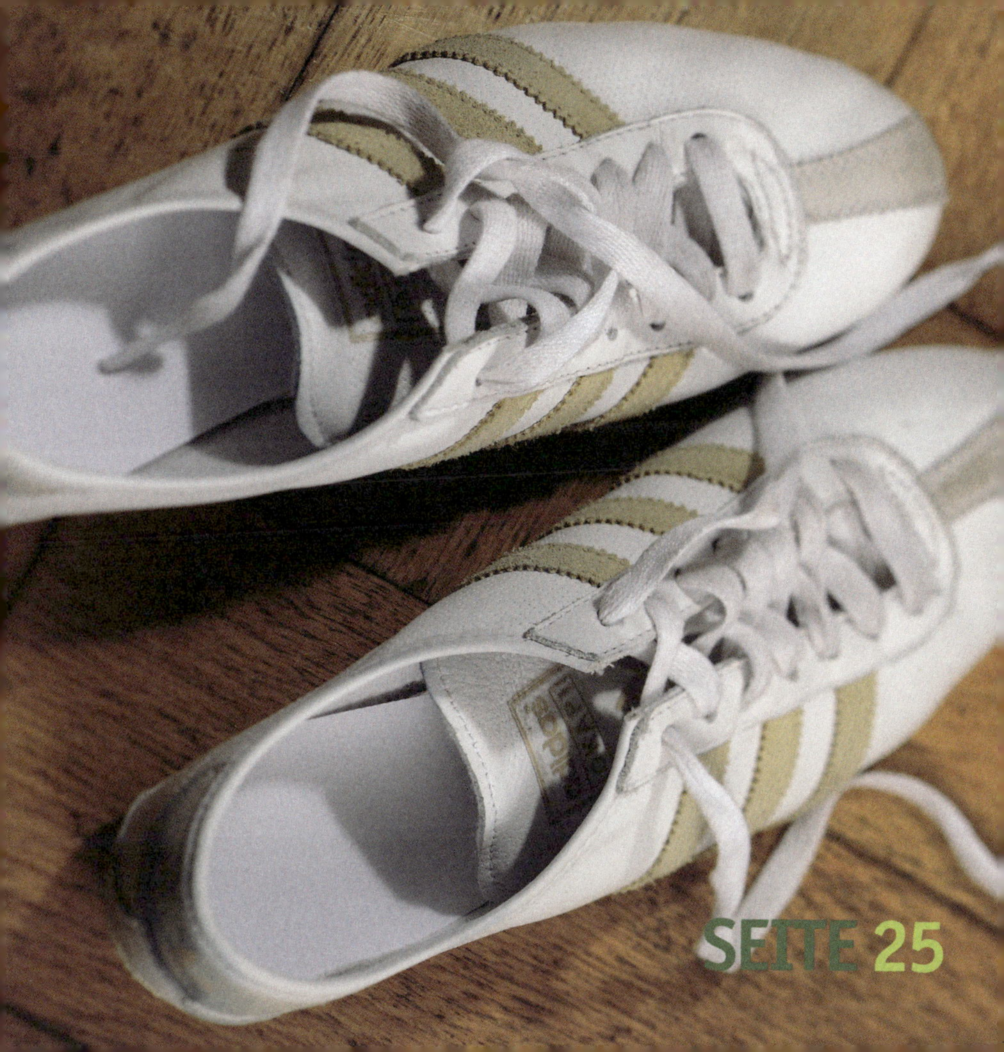

Die LOGI-Methode. **LOGI steht für »Low Glycemic and Insulinemic Diet«. Was auf Deutsch soviel heißt wie »Ernährungsmethode zur Förderung eines niedrigen Blutzucker- und Insulinwertes«.**

Im Klartext: Die Mahlzeiten nach der LOGI-Methode lassen den Blutzuckerspiegel und die Insulinausschüttung nur in geringem Maße ansteigen. Und das bringt letztlich viele weitere gesundheitliche Vorteile mit sich: Zum Beispiel werden auch die Blutfettwerte gesenkt, und der Bildung von Fettdepots wird wirkungsvoll vorgebeugt.

Low-Carb ist nicht gleich Low-Carb

LOGI ist eine kohlenhydratreduzierte Kostform, neudeutsch »Low-Carb« genannt. Viele Menschen verwechseln jedoch die LOGI-Methode mit der Atkins-Diät, der populärsten Low-Carb-Ernährung. Diese beiden Ernährungsformen unterscheiden sich jedoch in vielen grundsätzlichen Faktoren (siehe nächste Doppelseite). LOGI entspricht einer sehr sanften und gesundheitsfreundlichen Low-Carb-Ernährung.

DIE LOGI-METHODE: LOW-CARB-ERNÄHRUNG.

LOGI und Gesundheit. **LOGI ist ein Stoffwechselkonzept und hilft dadurch möglichen Folgen wie Diabetes mellitus Typ 2, Herz-Kreislauf-Erkrankungen und gewissen Krebsarten vorzubeugen. Nebenbei lässt es Übergewicht mühelos dauerhaft schmelzen.**

Mit LOGI werden außerdem Stoffwechselstörungen, die vor allem beim Bauchfettansatz (Apfeltyp) entstehen, effektiv bekämpft: erhöhte Blutfettwerte, erhöhte Harnsäure-, Blutzucker- und Insulinwerte sowie erhöhter Blutdruck, bei gemeinsamem Auftreten auch als metabolisches Syndrom bezeichnet.

LOGI ist eine konsequente und entscheidende Ergänzung zum Glyx-Konzept! LOGI hat dabei alle Vorteile auf seiner Seite:

- beste Nahrungsqualität
- keine Verbote
- kein Hungern
- beste Sättigung durch hohen Eiweiß- und Ballaststoffanteil der Nahrung
- wenige Kalorien
- keine gesundheitlichen Risiken
- Genuss durch abwechslungsreiches Essen

LOGI

- Basis sind Gemüse, Obst und gesunde Öle.
- Reich an Ballaststoffen, Vitaminen, Mineralstoffen und sekundären Pflanzenstoffen.
- Empfiehlt Öle mit hochwertigen Fettsäuren.
- Empfiehlt eiweißreiches, mageres Fleisch.
- Empfiehlt keinen bzw. nur wenig Süßstoff oder Stevia.
- Liefert mindestens 20 Prozent Kohlenhydrate.
- Ist gesundheitlich unbedenklich.
- Nahrungsergänzungsmittel sind nicht nötig.
- Empfiehlt eine hohe Lebensmittelqualität.

IM VERGLEICH: LOGI VS. ATKINS.

Atkins

- Basis sind Fleisch, Fisch und Eier.
- Arm an sekundären Pflanzenstoffen und Ballaststoffen.
- Achtet nicht auf die Fettqualität.
- Empfiehlt unter anderem auch fettreiche Fleischstücke.
- Empfiehlt Süßstoffe als Süßungsmittel.
- Liefert oft weniger als 10 Prozent Kohlenhydrate.
- Ist gesundheitlich nicht unbedenklich (z. B. Gefahr von Nierensteinen, Verdauungsproblemen, Säureüberladung des Körpers).
- Empfiehlt Nahrungsergänzungsmittel, um Defizite auszugleichen.

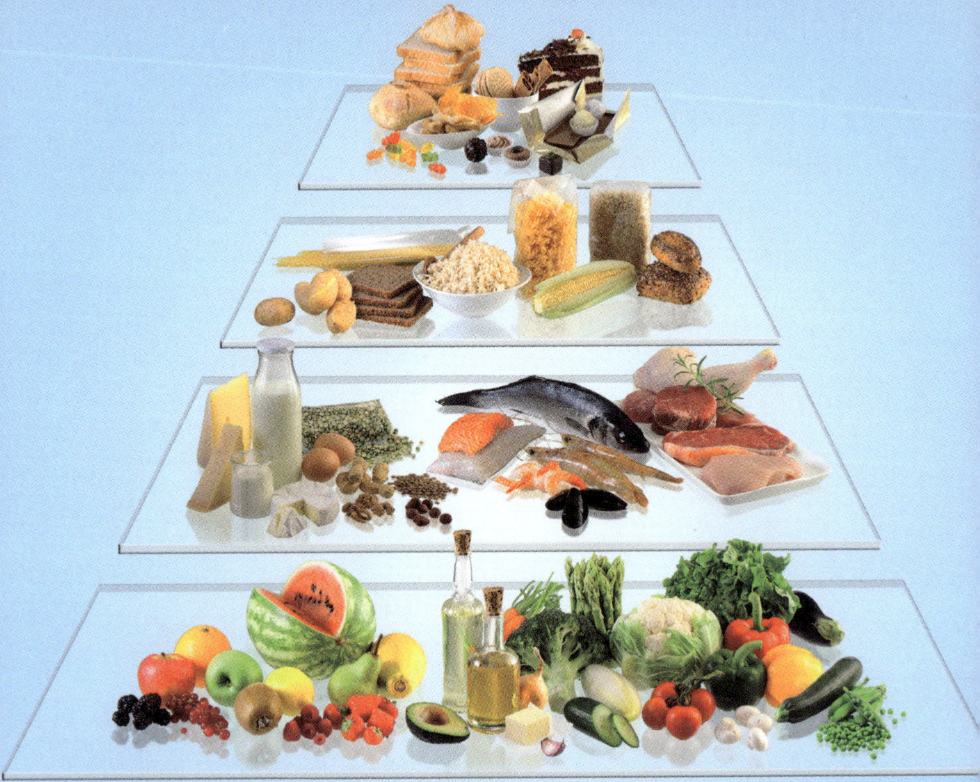

DIE LOGI-METHODE: ERNÄHRUNGSPYRAMIDE.

Die LOGI-Pyramide. Sie stellt die bisherigen Ernährungsempfehlungen auf den Kopf!

In der obersten Stufe der Pyramide stehen Weißbrot, Süßes, Kuchen und Kekse. Für diese Lebensmittel gilt: selten, bewusst und sehr sparsam genießen. Kohlenhydratreiches aus der dritten Stufe wie Vollkornbrot, Nudeln, Kartoffeln oder Reis können Sie zwar täglich essen, aber am besten in kleinen Portionen: Wenn man zu viel davon isst, werden die angeblichen Schlankmacher ganz schnell zu Dickmachern. Zum Beispiel hat eine Scheibe Roggenbrot (Sauerteig) eine glykämische Last von 10. Das ist unter Beachtung der Tageslast noch okay. Zwei Scheiben desselben Brots weisen aber bereits eine glykämische Last von 20 auf, und das ist deutlich zu hoch.

An Bedeutung gewinnen in der LOGI-Pyramide Eiweißlieferanten wie fettarmes Fleisch, Geflügel, fette und fettarme Fische, Milch und Milchprodukte, Nüsse und Hülsenfrüchte. Sie sind auf der zweiten Stufe platziert. Diese Lebensmittel machen die Ernährung wesentlich eiweißreicher, das ist für die gewünschte gute Sättigung und lang anhaltende Sattheit wichtig. Darüber hinaus erhöht der Eiweißverzehr den Energieverbrauch. Gemüse, Obst und hochwertige Öle bilden die Basis der Pyramide. Mindestens fünf Portionen Gemüse und Obst am Tag sollten täglich verzehrt werden – zwei Portionen Obst und drei Portionen Gemüse. Verfeinern Sie Salate, Gemüse, Fisch und Fleisch großzügig mit hochwertigen Ölen.

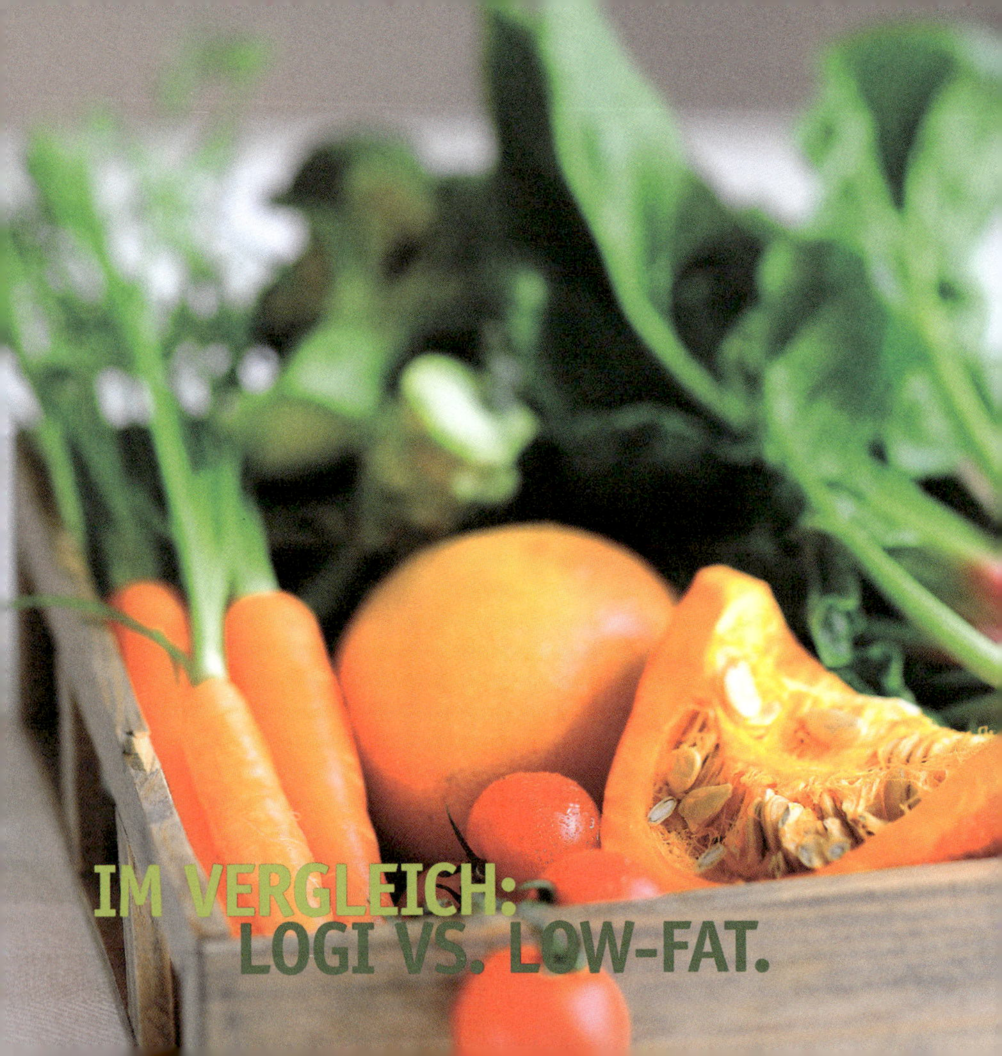

IM VERGLEICH: LOGI VS. LOW-FAT.

LOGI versus Low-Fat. Weil LOGI oft mit der Atkins-Diät gleichgesetzt wird, glauben manche Kritiker, dass beim Essen nach LOGI zu wenige Vitamine und Ballaststoffe aufgenommen würden. Um zu demonstrieren, dass diese kohlenhydratreduzierte Ernährung genauso reichlich Vitamine und Ballaststoffe wie eine fettarme Ernährung liefert, sind in den folgenden Beispielen zwei LOGI-Tagespläne zwei Low-Fat-Tagesplänen gegenübergestellt.

LOGI-BEISPIELTAG 1

Frühstück
Naturjoghurt (3,5 % Fett, 200 g) mit 300 g frischen Erdbeeren und Himbeeren

Mittagessen
Putenbrustfilet (200 g), gebraten in Rapsöl, mit Schmortomaten (125 g) und Bohnensalat (150 g), angemacht mit Olivenöl

Abendessen
1 großer Teller Linseneintopf mit buntem Gemüse (450 g)

Zwischendurch
Obstsalat aus Kiwi, Honigmelone, Apfel und Weintrauben (insgesamt etwa 200 g) mit Naturjoghurt (3,5 % Fett, 150 g)
1 Glas Buttermilch (200 g)

Nährwerte:
1.400 kcal; 70 kcal/100 g
41 % Fett | 32 % Kohlenhydrate | 27 % Eiweiß | 32 g Ballaststoffe

Der Vitaminbedarf von Vitamin C, B_2, B_6, Vitamin E wird gedeckt.

Glykämische Tageslast: unter 45

IM VERGLEICH: LOGI VS. LOW-FAT.

LOW-FAT-BEISPIELTAG 1

Frühstück
2 Scheiben Vollkornbrot (à 45 g) mit Frischkäse (Magerstufe, 30 g): 1 Scheibe mit 1 TL Marmelade und 1 Scheibe mit Geflügelwurst (30 g), dazu ein kleiner Apfel (etwa 160 g)

Mittagessen
1 große Pellkartoffel (300 g) mit Magerquark (175 g) und Rohkostsalat (etwa 50 g) mit wenig Olivenöl

Abendessen
2 Scheiben Vollkornbrot (à 45 g) mit je 1 TL Halbfettmargarine: 1 Scheibe mit fettreduziertem Käse (30 g) und 1 Tomate und 1 Scheibe mit Gemüsesülze (30 g)

Zwischendurch
1 Banane (125 g) mit Joghurt (0,1 % Fett, 150 g)
1 Scheibe Pumpernickel (40 g) mit 1 EL Magerquark und frischen Kräutern

Nährwerte:
1.480 kcal; 105 kcal/100 g
23 % Fett | 55 % Kohlenhydrate | 22 % Eiweiß | 33,5 g Ballaststoffe

Der Vitaminbedarf von Vitamin C, B_2 und B_6 wird gedeckt, nicht aber der Bedarf an Vitamin B_1 und Vitamine E.

Glykämische Tageslast: größer als 110

LOGI-BEISPIELTAG 2

Frühstück
2 Rühreier mit Champignons und 2 frischen Tomaten

Mittagessen
Wildlachs (150 g) auf Knoblauchspinat (etwa 200 g) mit Rohkostsalat (etwa 125 g), zubereitet mit Raps- und Olivenöl

Abendessen
Großer exotischer Salat (etwa 150 g) mit Putenbruststreifen (200 g) in Joghurtdressing (3,5 % Fett, 50 g), dazu 1 Scheibe Vollkornbrot (45 g)

Zwischendurch
Brombeeren (125 g) mit Joghurt (3,5 % Fett, 150 g)
1 Apfel (160 g)

Nährwerte:
1.380 kcal; 72 kcal/100 g
46 % Fett | 22 % Kohlenhydrate | 32 % Eiweiß | 34 g Ballaststoffe

Der Vitaminbedarf von Vitamin C, B_1, B_2, B_6, Vitamin E wird gedeckt.

Glykämische Tageslast: unter 40

IM VERGLEICH: LOGI VS. LOW-FAT.

LOW-FAT-BEISPIELTAG 2

Frühstück
Früchtemüsli (50 g) mit Joghurt (0,1 % Fett, 150 g) und frischen Früchten (etwa 125 g)

Mittagessen
Vollkornspaghetti (gegart 150 g) in Gemüse-Tomaten-Sauce (150 g) mit Parmesankäse (15 g)

Abendessen
2 Scheiben Vollkornbrot (à 45 g): 1 Scheibe mit Frischkäse (Magerstufe, 30 g), Tomate und Basilikum und 1 Scheibe mit 1 TL Halbfettmargarine, fettreduziertem Käse (30 g) und Gurke

Zwischendurch
Obstsalat aus Kiwi, Honigmelone, Apfel und Weintrauben (insgesamt etwa 200 g)
Banane (etwa 125 g) als Shake mit fettarmer Milch (200 ml) und 1 EL Haferflocken

Nährwerte:
1.390 kcal; 82 kcal/100 g
20 % Fett | 62 % Kohlenhydrate | 18 % Eiweiß | 34 g Ballaststoffe

Der Vitaminbedarf von Vitamin C, B_1, B_2 und B_6 wird gedeckt, nicht aber der Bedarf an Vitamin E.

Glykämische Tageslast: größer als 85

Auf die Kombination kommt es an. **Die Hay'sche Trennkost propagiert, Kohlenhydrate und Fett zu kombinieren. Das allerdings dürfte der Gesundheit eher schaden als nutzen!**

Denn Kohlenhydrate werden vor den Fetten verbrannt, weil die Leber nur begrenzt Kohlenhydrate speichern kann. Fett dagegen kann unbegrenzt im Körper gespeichert werden. Während die Kohlenhydrate einer Mahlzeit als erstes verbrannt werden, müssen sich die Fette derselben Mahlzeit hinten anstellen. Nimmt man mehr Kalorien auf, als akut verbraucht werden können, werden die überzähligen Kalorien aus Kohlenhydraten und Fett in den Fettdepots gespeichert.

Finger weg von fettigen Süßspeisen! Obwohl es richtig ist, dass durch Fettzugabe die Magenentleerung verzögert wird und dadurch Blutzuckerspitzen abgebremst werden. Fett und Stärke oder Zucker sind für die Figur eine verheerende Kombination. Wenn schon Trennkost, dann empfiehlt sich eine Trennung von Fetten und Kohlenhydraten. Wer nicht auf größere Mengen Getreide verzichten mag, kombiniert sie besser mit Obst, Zucker oder Honig statt mit Fett.

Zur Gewichtskontrolle ist eine Kombination von ballaststoffreichen, wasserreichen Lebensmitteln wie Salat, Gemüse und Obst mit eiweißreichen

DIE LOGI-METHODE: CLEVER KOMBINIEREN.

Lebensmitteln wie Fleisch, Geflügel, Fisch, Eiern und Milchprodukten am besten geeignet. Eine solche Mahlzeit hat eine besonders gute Sättigungswirkung: Eiweiß wirkt über biochemische Signale im Gehirn, Obst und Gemüse sorgen aufgrund ihres Volumens und Gewichts dafür, dass die Magenwand gedehnt und damit ein Sättigungssignal ausgelöst wird. Eiweiße verzögern außerdem die Magenentleerung: Dadurch gehen die Kohlenhydrate langsamer ins Blut über und der Blutzucker steigt nach dem Essen langsamer an. Und obendrein kurbeln die Eiweiße den Stoffwechsel an, das führt zu einem Mehrverbrauch an Kalorien.

Tipps:

- **Zu Salat und Gemüse immer eine Portion Fleisch, Geflügel oder Fisch essen. Auch Käse und andere Milchprodukte dazu sind empfehlenswerte Eiweißbeilagen.**
- **Obst am besten immer mit eiweißreichen Milchprodukten kombinieren.**
- **Die Kombination von Obst mit Käse zum Nachtisch oder auch kaltes Fleisch in Kombination mit Früchten zum Frühstück ist köstlich und sehr sättigend.**

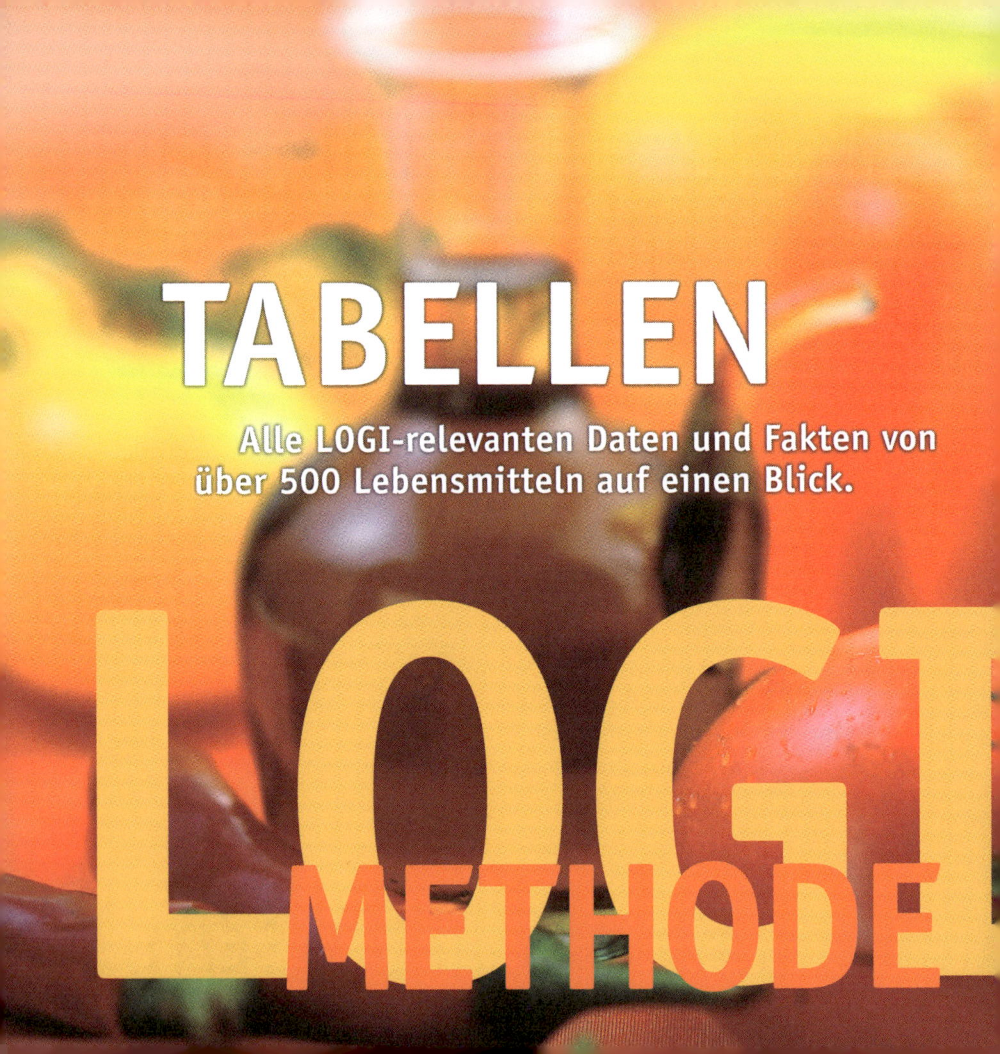

TABELLEN

Alle LOGI-relevanten Daten und Fakten von über 500 Lebensmitteln auf einen Blick.

LOGI METHODE

So lesen Sie die Tabellen, zum Beispiel für Weißbrot:

- Weißbrot hat einen GI von 75 (hoch).
- 100 g Weißbrot enthalten 50 g Kohlenhydrate. Daraus ergibt sich eine GL von 38 für 100 g Weißbrot.
- Entscheidend sind aber die Portionsgrößen, die Sie üblicherweise verzehren. Deswegen wird auch noch der Kohlenhydratgehalt für eine Portion von 1 Scheibe (30 g) Weißbrot angegeben.
- 1 Scheibe Weißbrot enthält 15 g Kohlenhydrate, somit eine GL von 11.
- Der Ballaststoffgehalt bezieht sich immer auf die Portionsgröße. Beim Weißbrot ist er eher niedrig.
- Auch die Bewertung des Eiweißgehaltes und der Omega-3-Fettsäuren bezieht sich immer auf die Portionsgröße.

Hinweis: Die hier angegebenen Portionsgrößen entsprechen den im Bundeslebensmittelschlüssel (BLS) der DGE-PC-Professional-Ernährungssoftware vorgegebenen. Die Kalorienangaben basieren auf den Angaben des BSL bzw. auf Angaben entsprechender Herstellerlisten. Es handelt sich grundsätzlich um Durchschnittswerte. Die Empfehlungen und Tabellenwerte wurden sorgfältig recherchiert, Autoren und Verlag können jedoch keine Haftung für eventuelle Nachteile oder Schädigungen, die aus den gegebenen praktischen Hinweisen resultieren, übernehmen.

Sekundärliteratur, Quellen: • Atkinson, Foster-Powell, Brand-Miller, »International tables of glycemic index and glycemic load values: 2008«, 2008 • Brand-Miller, Foster-Powell, Holt, Burani, »The new glucose revolution. Complete guide to glycemic index values«, 2003 • Foster-Powell, Holt, Brand-Miller, »International table of glycemic index and glycemic load values«, 2002, in American journal of clinical nutrition • Worm, »Die LOGI-Methode. Glücklich und Schlank. Mit viel Eiweiß und dem richtigen Fett«, 2019, systemed Verlag

Brot und Brötchen

	GI	KH pro 100 g	GL pro 100 g	Portionsgröße in g	KH pro Portion	Ballaststoffe	GL pro Portion	kcal pro Portion	kcal pro 100 g
Bagel	69	50	35	70	35	■■■	24	163	233
Baguette	57	60	34	30	18	■■■	10	74	248
Brezeln aus Weizenmehl (ofengebacken)	83	67	56	50	33	■■■	27	113	226
Buchweizenbrot	57	67	38	50	33	■■■	19	117	234
Dinkelweizenvollkornbrot	63	63	40	50	32	■■■	20	131	261
Fladenbrot	79	53	42	50	27	■■■	21	118	235
Früchtebrot aus Weizenmehl und getrockneten Früchten	47	50	24	45	23	■■■	11	158	350
Gerstenbrot, grobkörnig	37	67	25	50	33	■■■	12	108	215
Gerstenvollkornbrot	67	67	45	50	33	■■■	22	101	202
Glutenfreies Weißbrot	60	37	22	50	18	■■■	11	122	243
Haferbrot, grobkörnig	65	63	41	50	32	■■■	21	110	220
Haferkleiebrot	47	60	28	50	30	■■■	14	k.A.	k.A.
Hamburgerbrötchen/Hot-Dog-Brötchen	62	40	25	30	12	■■■	7	82	272
Kaiserbrötchen (Weizenbrötchen)	73	53	39	45	24	■■■	18	112	248
Kichererbsenbrot	67	40	27	50	20	■■■	13	k.A.	k.A.
Knäckebrot, ballaststoffreich	59	60	35	10	6	■■■	4	36	357
Knäckebrot aus Roggen	64	64	41	10	6	■■■	4	34	336
Milchbrötchen	63	53	33	45	24	■■■	15	120	267

LOGI-TABELLEN: BROT UND BRÖTCHEN.

Brot und Brötchen

	GI	KH pro 100 g	GL pro 100 g	Portionsgröße in g	KH pro Portion	Ballaststoffe	GL pro Portion	kcal pro Portion	kcal pro 100 g
Pitabrot, weiß	68	50	34	50	25	■■■	17	138	275
Pitavollkornbrot	56	47	26	50	23	■■■	13	128	256
Pumpernickel	50	40	20	40	16	■■■	8	75	188
Roggenbrot aus Sauerteig	48	40	19	50	20	■■■	10	119	237
Roggenvollkornbrot	57	37	21	50	18	■■■	10	94	188
Weißbrot	75	50	38	30	15	■■■	11	71	235
Weißbrot, getoastet	60	43	26	30	13	■■■	8	76	253
Weizenvollkornbrot	74	40	30	50	20	■■■	15	106	212
Baguette mit Butter und Erdbeermarmelade	62	59	37	70	41	■■■	25	237	339
Baguette mit Schokoladenaufstrich	72	53	38	70	37	■■■	27	207	296
Weißbrot mit Butter	59	48	28	50	24	■■■	14	176	352
Weißbrot mit Magermilchkäse	55	47	26	80	38	■■■	21	174	217
Weizenvollkornbrot mit Erdnussbutter	59	44	26	60	26	■■■	15	173	289

Reis (gegart)

Reis (gegart)	GI	KH pro 100 g	GL pro 100 g	Portionsgröße in g	KH pro Portion	Ballaststoffe	GL pro Portion	kcal pro Portion	kcal pro 100 g
Basmatireis	57	25	14	180	46	■■■	26	218	121
Basmati-Minutenreis für die Mikrowelle	57	27	15	250	68	■■■	39	365	146
Brauner Reis	69	23	16	180	42	■■■	29	239	133
Jasmin-Duftreis, Reiskocher	109	28	31	180	50	■■■	55	261	145
Klebreis/Sushireis	88	19	17	180	34	■■■	30	167	93
Langkornreis	60	27	16	180	49	■■■	29	187	104
Langkorn-Minutenreis für die Mikrowelle	52	25	13	250	62	■■■	32	368	147
Langkorn-Wildreis-Mischung	49	28	14	180	50	■■■	25	216	120
Naturreis, parboiled	64	24	15	180	43	■■■	28	221	123
Parboiled Reis	58	25	15	180	46	■■■	27	194	108
Risotto	69	35	24	250	88	■■■	61	233	93
Weißer Reis	72	27	19	180	48	■■■	35	167	93

Kalorienangaben können je nach Hersteller stark variieren!

LOGI-TABELLEN: REIS UND GETREIDE.

Sonstige Getreide

	GI	KH pro 100 g	GL pro 100 g	Portionsgröße in g	KH pro Portion	Ballaststoffe	GL pro Portion	kcal pro Portion	kcal pro 100 g
Amaranth, gepufft[1]	97	73	71	30[2]	22		21	110	365
Buchweizen (gegart)	54	20	11	150	30		16	164	109
Buchweizengrütze (gegart)	45	20	9	150	30		14	192	128
Bulgur (gegart)	48	17	8	180	31		15	218	121
Couscous (gegart)	65	23	15	250	58		38	305	122
Gerste (gegart)	48	28	13	150	42		20	155	103
Gerstengraupen (gegart)	28	28	8	150	42		12	191	127
Grießbrei	55	7	4	200	15		8	214	107
Haferbrei aus Instantflocken	79	10	8	250	26		21	353	141
Haferkleie	55	50	28	20	10		6	67	337
Hirse (gegart)	71	24	17	150	36		26	171	114
Mais (gegart)	52	21	11	150	32		17	161	107
Maisbrei	68	9	6	200	17		12	138	69
Roggenkörner, Trockengewicht	34	76	26	40	30		10	118	294
Weizenkörner, Trockengewicht	30	76	23	40	30		9	125	313

[1] mit Milch und Süßstoff
[2] Trockengewicht

Ballaststoffe sind alles andere als Ballast für die Verdauung. Im Gegenteil: die unverdaulichen Nahrungsbestandteile fördern in vielfältiger Weise die Gesundheit. Sie tragen zum Beispiel ganz entscheidend dazu bei, den Blutzucker und das Insulin möglichst niedrig zu halten. Ballaststoffe verbessern die Darmflora und stärken dadurch das Immunsystem. Sie wirken auch als Sattmacher, denn sie saugen sich im Magen-Darm-Trakt mit Wasser voll und quellen auf. Dadurch lösen sie ein ausgeprägtes Sättigungsgefühl aus! Außerdem haben Ballaststoffe günstige Effekte auf den Fettstoffwechsel und verbessern den Cholesterinhaushalt. Und vieles mehr – sie sind einfach unverzichtbar!

Reich an Ballaststoffen sind Gemüse, Hülsenfrüchte und Vollkorngetreide, auch Früchte enthalten sie in kleinen Mengen. Drei Portionen Gemüse und zwei Stück Obst am Tag können Gesundheit und Figur daher entscheidend verbessern!

LOGI-TABELLEN: FRÜHSTÜCKSFLOCKEN.

Frühstücksflocken und Müsli

	GI	KH pro 100 g	GL pro 100 g	Portionsgröße in g	KH pro Portion	Ballaststoffe	GL pro Portion	kcal pro Portion	kcal pro 100 g
All-Bran (Kellogg's)	44	67	29	30	20		9	107	356
Choco-Pops (Kellogg's)	77	87	67	30	26		20	114	381
Cornflakes	81	83	67	30	25		20	113	378
Cornflakes, ballaststoffreich	74	77	57	30	23		17	100	334
Crunchy Nut (Kellogg's)	72	80	58	30	24		17	121	402
Froot Loops (Weizenringe; Kellogg's)	69	87	60	30	26		18	117	391
Frosties (Kellogg's)	55	87	48	30	26		14	113	375
Gerstenvollkornbrei	68	68	46	50[1]	34		23	45	90
Haferbrei	55	10	6	250	24		13	350	140
Haferbrei aus Instantflocken	79	10	8	250	26		21	353	141
Haferflocken	59	63	37	60	38		22	215	359
Haferflocken (Instant)	82	57	46	60	34		28	219	365
Haferkleie	55	50	28	20	10		6	67	337
Müslimischung (im Durchschnitt)	51	57	29	50	28		14	176	351
Puffweizen	80	70	56	30	21		17	108	359
Reiscrispies (Kellogg's)	88	87	77	30	26		23	115	384
Reiskleie	19	47	9	30	14		3	114	379
Special K (Kellogg's)	62	70	43	30	21		13	114	379
Smacks (Kellogg's)	71	77	55	30	23		16	115	382
Weizenkleie mit Vollmilch	27	5	1	250	12		3	185	74
Weizenschrot	67	67	45	40	27		18	128	321

[1] Trockengewicht

Nudeln (gegart)

Nudeln (gegart)	GI	KH pro 100 g	GL pro 100 g	Portionsgröße in g	KH pro Portion	Ballaststoffe	GL pro Portion	kcal pro Portion	kcal pro 100 g
Bandnudeln (mit Ei)	40	26	10	200	51	■■■	20	*	*
Fusilli (Spiralnudeln)	55	26	14	200	51	■■■	28	*	*
Glasnudeln aus Mungobohnen	39	25	10	200	50	■■■	20	218	109
Lasagne (Nudelplatten)	53	25	13	200	50	■■■	27	*	*
Maisnudeln	68	26	18	200	51	■■■	35	*	*
Makkaroni	47	27	13	200	53	■■■	25	*	*
Nudeln (eiweißreich)	28	27	8	100	27	■■■	8	*	*
Nudeln (Instant)	50	13	7	200	27	■■■	14	k.A.	k.A.
Ravioli aus Hartweizengrieß, mit Fleisch gefüllt	39	21	8	200	42	■■■	16	434	217
Reisnudeln	61	22	13	200	43	k.A.	26	*	*
Spaghetti bolognese	52	13	7	200	27	■■■	14	270	135
Spaghetti aus Hartweizengrieß (5 Min. gekocht)	38	27	10	200	53	■■■	20	*	*
Spaghetti aus Hartweizengrieß (10–15 Min. gek.)	49	27	13	200	53	■■■	26	*	*
Spaghetti aus Hartweizengrieß (20 Min. gekocht)	58	24	14	200	49	■■■	28	*	*
Vollkornspaghetti	42	22	9	200	44	■■■	18	*	*

* Gekochte Nudeln liefern je nach Sorte und Hersteller pro 100 Gramm etwa 140–160 Kilokalorien und pro 200 Gramm 280–320 Kilokalorien.

LOGI-TABELLEN: NUDELN UND KARTOFFELN.

Kartoffeln und Kartoffelprodukte (zubereitet)

	GI	KH pro 100 g	GL pro 100 g	Portionsgröße in g	KH pro Portion	Ballaststoffe	GL pro Portion	kcal pro Portion	kcal pro 100 g
Gnocchi	68	27	18	180	48	■■■	33	268	149
Kartoffeln*	56–118	13–17	10–15	200	27–35	■■■	20–32	138	69
Kartoffeln (gekocht und dann erkaltet)*	23–88	13–23	5–11	200	27–45	■■■	10–24	138	69
Kartoffelbrei aus gestampften Kartoffeln	76	13	10	250	33	■■■	25	223	89
Kartoffelbrei (Instant)	87	13	11	250	33	■■■	29	175	70
Kartoffelklöße	52	30	16	200	60	■■■	31	204	102
Kartoffeln aus der Mikrowelle	81	15	12	200	29	■■■	23	138	69
Neue Kartoffeln	76	15	11	200	29	■■■	22	138	69
Ofenkartoffeln mit Schale	69	18	12	200	36	■■■	25	152	76
Pellkartoffeln	78	14	11	200	28	■■■	22	114	57
Pommes frites	63	20	13	200	40	■■■	25	306	153
Süßkartoffeln	70	21	15	200	43	■■■	30	222	111

* schwankt je nach Sorte und Garzeit

Gemüse

Gemüse	GI	KH pro 100 g	GL pro 100 g	Portionsgröße in g	KH pro Portion	Ballaststoffe	GL pro Portion	kcal pro Portion	kcal pro 100 g
Artischocken	8	3	8	150	4	■■■	8	30	20
Auberginen	8	2	8	250	6	■■■	8	43	17
Bleichsellerie	8	2	8	150	3	■■■	8	26	17
Blumenkohl	8	3	8	150	4	■■■	8	27	18
Brokkoli	8	3	8	150	4	■■■	8	35	23
Chicorée (frisch)	8	2	8	50	1	■■■	8	9	17
Chinakohl	8	1	8	150	2	■■■	8	18	12
Erbsen, grün	53	9	5	150	13	■■■	7	126	84
Fenchel	8	3	8	150	4	■■■	8	33	22
Grünkohl	8	3	8	150	4	■■■	8	42	28
Karotten (frisch)	37	8	3	150	11	■■■	4	39	26
Karotten (geschält und gegart)	41	6	2	150	9	■■■	4	32	21
Knoblauch	E	28	8	2	1	■■■	8	2	124
Knollensellerie	8	2	8	150	3	■■■	8	23	15
Kohlrabi	8	4	8	150	6	■■■	8	30	20
Kohlrüben	72	7	5	150	10	■■■	7	33	22
Küchenkräuter (frisch)	8	8	8	1	0	■■■	8	1	52
Kürbis	64	11	7	150	17	■■■	11	41	27
Mais (Zuckermais)	52	21	11	150	32	■■■	17	134	89

LOGI-TABELLEN: GEMÜSE.

Gemüse

	GI	KH pro 100 g	GL pro 100 g	Portionsgröße in g	KH pro Portion	Ballaststoffe	GL pro Portion	kcal pro Portion	kcal pro 100 g
Mangold	8	3	8	150	4	■■■	8	39	26
Maniok (Cassave)	94	32	30	200	63	■■■	59	274	137
Meerrettich (frisch)	8 *	12	8	150	18	■■■	8	96	64
Paprika (frisch)	8	3	8	150	4	■■■	8	30	20
Pastinaken	52	10	5	150	15	■■■	8	26	17
Pilze (im Durchschnitt)	8	1	8	100	1	■■■	8	15	15
Porree (Lauch)	8	3	8	150	5	■■■	8	35	23
Portulak (frisch)	8	4	8	150	6	■■■	8	41	27
Radieschen (frisch)	8	2	8	100	2	■■■	8	15	15
Rettich	8	2	8	150	3	■■■	8	18	12
Rosenkohl	8	3	8	150	5	■■■	8	42	28
Rote Bete	64	9	6	150	13	■■■	8	48	32
Rote Bete (Konserve)	64	6	4	150	8	■■■	5	51	34
Rotkohl	8	4	8	150	6	■■■	8	27	18
Salat (frisch)	8	<1	8	100	<1	■■■	8	12	12
Salatgurke (frisch)	8	2	8	150	3	■■■	8	18	12
Sauerkraut	8	1	8	150	1	■■■	8	26	17
Schwarzwurzeln	8	2	8	150	3	■■■	8	23	15
Spargel	8	2	8	150	3	■■■	8	24	16
Spinat	8	<1	8	150	1	■■■	8	29	19

Gemüse

Gemüse	GI	KH pro 100 g	GL pro 100 g	Portionsgröße in g	KH pro Portion	Ballaststoffe	GL pro Portion	kcal pro Portion	kcal pro 100 g
Süßkartoffeln	70	21	15	150	32	■■■	22	167	111
Tomaten (frisch)	8	3	8	150	4	■■■	8	26	17
Topinambur	8	4	8	200	8	■■■	8	62	31
Weiße Rüben	8	5	8	150	7	■■■	8	32	21
Weißkohl	8	4	8	150	6	■■■	8	30	20
Wirsing	8	2	8	150	3	■■■	8	33	22
Zucchini	8	2	8	150	3	■■■	8	29	19
Zwiebeln	8	5	8	30	2	■■■	8	7	24

Soweit nicht anders in der Lebensmittelbezeichnung gekennzeichnet, bezieht sich die Kalorienangabe auf das Lebensmittel im gegarten Zustand.

8 Alle Lebensmittel, die in der GI-Bewertung dieses Symbol enthalten, sind auf den GI nicht getestet worden. Aufgrund des geringen Kohlenhydratgehaltes dieser Gemüsesorten liegt die Vermutung nahe, dass ihr GI und ihre GL im niedrigen Bereich liegen. Experiment: Selbst wenn man diesen Lebensmitteln einen GI von 100 zuordnen würde, liegt die GL immer im niedrigen Bereich.

E Alle Lebensmittel, die in der GI-Bewertung dieses Symbol enthalten, sind auf den GI nicht getestet worden. Sie enthalten jedoch einige Kohlenhydrate. Doch selbst wenn ihnen ein GI von 100 zugeordnet werden würde, läge die GL je nach Portionsgröße im niedrigen Bereich. Es ist sehr unwahrscheinlich, dass der GI im hohen Bereich liegt.

* Meerrettich hat einen vergleichsweise erhöhten Kohlenhydratgehalt, weshalb es schwieriger ist, eine Aussage über den GI treffen zu können. Aufgrund seines hohen Ballaststoffgehaltes ist aber davon auszugehen, dass der GI im niedrigen Bereich liegt.

LOGI-TABELLEN: GEMÜSE, OBST UND FRÜCHTE.

Obst und Früchte

	GI	KH pro 100 g	GL pro 100 g	Portionsgröße in g	KH pro Portion	Ballaststoffe	GL pro Portion	kcal pro Portion	kcal pro 100 g
Avocado	8	<1	8	225	1	■■■	8	488	217
Ananas	66	8	5	125	10	■■■	7	74	59
Apfel	39	13	5	125	17	■■■	7	65	52
Apfel (getrocknet)	29	60	17	60	36	■■■	10	167	278
Aprikosen	34	8	3	125	9	■■■	3	53	42
Aprikosen (Konserve)	51	10	5	125	13	■■■	7	98	78
Aprikosen (getrocknet)	31	40	12	60	24	■■■	7	149	249
Banane	60	20	12	125	25	■■■	15	119	95
Birne	38	9	3	125	11	■■■	4	65	52
Brombeeren	8	3	8	125	3	■■■	8	38	30
Datteln (getrocknet)	103	67	69	60	40	■■■	41	171	285
Erdbeeren	40	3	1	125	3	■■■	1	40	32
Feige (getrocknet)	61	43	26	60	26	■■■	16	170	284
Granatapfel	E	17	Q	125	21	■■■	Q	98	78
Grapefruit	25	9	2	250	23	■■■	6	125	50
Heidelbeeren	53	9	5	125	11	■■■	6	53	42
Himbeeren	8	5	8	125	6	■■■	8	43	34
Honigmelone	68	5	3	125	6	■■■	4	33	26
Johannisbeeren	8	7	8	125	9	■■■	8	54	43
Kaki	E	16	Q	125	20	■■■	Q	89	71
Kirschen	63	12	8	125	15	■■■	9	79	63
Kirschen, sauer (Konserve)	41	18	7	125	22	■■■	9	110	88

Obst und Früchte

	GI	KH pro 100 g	GL pro 100 g	Portionsgröße in g	KH pro Portion	Ballaststoffe	GL pro Portion	kcal pro Portion	kcal pro 100 g
Kiwi	58	10	6	45	5	■■■	3	27	61
Litschi (Konserve)	79	17	13	125	21	■■■	17	123	98
Mandarine	8	10	8	40	4	■■■	8	20	50
Mandarine (Konserve)	47	10	5	125	13	■■■	6	104	83
Mango	51	13	7	125	16	■■■	8	75	60
Mirabelle	8	14	8	125	18	■■■	8	80	64
Nektarine	43	8	3	115	9	■■■	4	66	57
Obstmischung (Konserve)	54	9	5	125	11	■■■	6	134	107
Oliven, grün	8	3	8	20	<1	■■■	8	26	130
Oliven, schwarz	8	5	8	20	<1	■■■	8	69	345
Orange (Apfelsine)	37	9	3	150	14	■■■	5	71	47
Papaya	56	7	4	125	8	■■■	4	16	13
Passionsfrucht (Maracuja)	8	13	8	125	17	■■■	8	100	80
Pfirsich	42	9	4	115	11	■■■	5	47	41
Pfirsich (Konserve, gezuckert)	61	14	9	125	18	■■■	11	95	76
Pflaumen	39	10	4	125	13	■■■	5	59	47
Pflaumen (getrocknet)	29	55	16	60	33	■■■	10	157	261
Preiselbeeren	8	7	8	125	9	■■■	8	49	39
Rhabarber	8	1	8	150	2	■■■	8	20	13

LOGI-TABELLEN: OBST UND FRÜCHTE.

Obst und Früchte

	GI	KH pro 100 g	GL pro 100 g	Portionsgröße in g	KH pro Portion	Ballaststoffe	GL pro Portion	kcal pro Portion	kcal pro 100 g
Rosinen	64	73	47	60	44	■■■	28	179	298
Stachelbeeren	8	9	8	125	11	■■■	8	55	44
Sultaninen	57	72	41	60	43	■■■	25	179	298
Wassermelone	76	5	4	125	6	■■■	5	48	38
Weintrauben, dunkel	59	15	9	125	19	■■■	11	71	57
Weintrauben, hell	46	15	7	125	19	■■■	9	89	71
Zitrone	8	8	8	60	5	■■■	8	34	56

8 Alle Lebensmittel, die in der GI-Bewertung dieses Symbol enthalten, enthalten so wenig Kohlenhydrate, dass ihr GI mit den Standardmethoden nicht ermittelt werden kann. Ihr GI und ihre GL liegen vermutlich im niedrigen Bereich. Experiment: Selbst wenn man diesen Lebensmitteln einen GI von 100 zuordnen würde, liegt die GL immer im niedrigen Bereich.

E Alle Lebensmittel, die in der GI-Bewertung dieses Symbol enthalten, enthalten einen höheren Anteil an Kohlenhydraten. Es ist sehr unwahrscheinlich, dass der GI im hohen Bereich liegt. Doch selbst wenn ihnen ein GI von 100 zugeordnet werden würde, läge die GL je nach Portionsgröße im mittleren Bereich.

Hülsenfrüchte	GI	KH pro 100 g	GL pro 100 g	Portionsgröße in g	KH pro Portion	Ballaststoffe	Eiweißgehalt	GL pro Portion	kcal pro Portion	kcal pro 100 g
Baked Beans (Konserve)	40	10	4	150	15	■■■	■■■	6	125	83
Bohnen (gegart)	37	20	7	150	30	■■■	■■■	11	80	53
Bohnen, weiß (gegart)	35	20	7	150	30	■■■	■■■	11	168	112
Bohnenmischung (Konserve)	37	16	6	150	24	■■■	■■■	9	47	31
Butterbohnen (Wachsbohnen; gegart)	32	14	4	150	21	■■■	■■■	7	48	32
Erbsen (gegart)	22	6	1	150	9	■■■	■■■	2	158	105
Kichererbsen (gegart)	23	20	5	150	30	■■■	■■■	7	171	114
Kichererbsen (Konserve)	38	15	6	150	23	■■■	■■■	9	188	125
Kidneybohnen (gegart)	22	17	4	150	25	■■■	■■■	6	158	105
Kidneybohnen (Konserve)	52	11	6	150	17	■■■	■■■	9	173	115
Linsen, grün (gegart)	37	9	3	150	14	■■■	■■■	5	119	79
Linsen, rot (gegart)	21	12	3	150	18	■■■	■■■	4	128	85
Limabohnen (gegart)	32	20	6	150	30	■■■	■■■	10	98	65
Mungobohnen (gegart)	31	11	3	150	17	■■■	■■■	5	80	53
Saubohnen (gegart)	79	9	7	150	14	■■■	■■■	11	149	99
Schwarze Bohnen (gegart)	41	20	8	150	30	■■■	■■■	12	164	109
Sojabohnen (gegart)	18	4	1	150	6	■■■	■■■	1	228	152
Sojabohnen (Konserve)	14	4	1	150	6	■■■	■■■	1	197	131
Wachtelbohne (gegart)	39	17	7	150	26	■■■	■■■	10	98	65

LOGI-TABELLEN: HÜLSENFRÜCHTE.

Hülsenfrüchte

Produkte aus Hülsenfrüchten

	GI	KH pro 100 g	GL pro 100 g	Portionsgröße in g	KH pro Portion	Ballaststoffe	Eiweißgehalt	GL pro Portion	kcal pro Portion	kcal pro 100 g
Kichererbsenpüree (Hoummous)	6	17	1	30	5	■■■	■■■	0	71	235
Sojadrink	44	7	3	150	10	■■■	■■■	4	228	152
Sojafruchtjoghurt	50	13	7	125	16	■■■	■■■	8	94	75
Sojashake Banane (Smoothie)	30	9	3	150	13	■■■	■■■	4	105	70
Sojasprossen*	8	<1	8	100	<1	■■■	■■■	8	46	46
Tofu*	8	<1	8	150	<1	■■■	■■■	8	216	144

* Für diese Lebensmittel liegen keine gemessenen GI-Werte vor. Aufgrund ihres niedrigen Anteils an Kohlenhydraten liegen der GI und die GL vermutlich im niedrigen Bereich (wie bei den Sojabohnen).

Eiweiße, Proteine, sind wahre Fitmacher: Tauscht man in der Ernährung Kohlenhydrate gegen Eiweiß aus, bleibt der Blutzuckerspiegel auf relativ niedrigem Niveau. Deswegen wird weniger Energie in Körperfett umgewandelt und gespeichert. Außerdem werden Hunger- und Appetitattacken unterdrückt. Ein weiterer Pluspunkt ist, dass eiweißreiche Mahlzeiten sehr gut und lange sättigen. Das hilft, mit weniger Kalorien auszukommen.

Gut für die Figur: Eiweiße sind prima Energiebooster. Für ihre Umwandlung bei der Verdauung und im Stoffwechsel muss der Körper Energie investieren. Wer eiweißreich isst, kann dadurch im Vergleich zu einer kohlenhydratreichen, fett- und eiweißarmen Kost in 24 Stunden 200 Kalorien »einsparen«!

Die besten Eiweißquellen sind fettarmes Fleisch, Geflügel, Fisch, Milch und Milchprodukte sowie Hülsenfrüchte.

LOGI-TABELLEN: MILCH UND MILCHPRODUKTE.

Milch und Milchprodukte

	GI	KH pro 100 g oder ml	GL pro 100 g oder ml	Portionsgröße in g oder ml	KH pro Portion	Eiweißgehalt	GL pro Portion	kcal pro Portion	kcal pro 100 g oder ml
Buttermilch, natur[1]	8	4	8	150	6	■■■	8	54	36
Creme fraîche[1]	8	3	8	25	1	■■■	8	74	297
Dickmilch, vollfett[1]	8	4	8	150	6	■■■	8	96	64
Dickmilch, entrahmt[1]	8	4	8	150	6	■■■	8	51	34
Eiscreme	57	20	11	75	15	■■■	9	120	160
Eiscreme, fettreduziert	37	26	10	75	20	■■■	7	105	140
Erdbeermilch (Instantpulver und fettarme Milch)	35	5	2	150	7	■■■	2	107	71
Erdbeermilch aus Instantpulver und Wasser	64	3	2	150	5	■■■	3	39	26
Frozen Joghurt	51	17	9	150	25	■■■	13	162	108
Fruchtjoghurt, entrahmt, mit Süßstoff	23	7	2	150	11	■■■	3	98	65
Fruchtjoghurt, entrahmt, gezuckert	40	17	7	150	25	■■■	10	114	76
Fruchtjoghurt, fettarm, mit Süßstoff	14	7	1	150	10	■■■	1	99	66
Fruchtjoghurt, fettarm, gezuckert	33	16	5	150	23	■■■	8	125	83
Joghurt, natur	19	7	1	150	11	■■■	2	99	66
Joghurt, griechischer Art	12	4	0	150	6	■■■	1	183	122
Joghurt, griechischer Art mit Honig	36	16	6	150	24	■■■	9	284	189
Joghurt, probiotisch	47	15	7	150	22	■■■	10	134	89
Joghurtdrink, probiotisch	34	12	4	150	19	■■■	6	72	48
Kaffeesahne (10% Fett), ungezuckert[1]	8	4	8	5	0	■■■	8	25	491
Kakao aus fettarmer Milch, mit Süßstoff	24	6	1	150	9	■■■	2	k.A.	k.A.
Kakao aus fettarmer Milch, gezuckert	34	10	3	150	16	■■■	5	107	71
Kakao in Wasser angerührt	53	3	1	150	4	■■■	2	36	24

Milch und Milchprodukte	GI	KH pro 100 g oder ml	GL pro 100 g oder ml	Portionsgröße in g oder ml	KH pro Portion	Eiweißgehalt	GL pro Portion	kcal pro Portion	kcal pro 100 g oder ml
Kefir, vollfett[1]	8	4	8	150	6	■■■	8	99	66
Kondensmilch, gezuckert	61	54	33	15	8	■■■	5	50	330
Milch, entrahmt	31	6	2	150	8	■■■	2	54	36
Milch, teilentrahmt	30	5	2	150	8	■■■	2	74	49
Milch, vollfett	31	5	2	150	7	■■■	2	96	64
Molke, natur[1]	8	5	8	150	7	■■■	8	38	25
Pudding aus Puddingpulver und Vollmilch	44	16	7	200	32	■■■	14	210	105
Saure Sahne (10 % Fett)[1]	8	3	8	25	1	■■■	8	29	117
Schlagsahne (30 % Fett)[1]	8	3	8	25	1	■■■	8	72	288
Schmand (20 % Fett)[1]	8	4	8	25	1	■■■	8	51	205
Smoothie (Fruchtshake)	35	12	4	200	24	■■■	8	112	56
Milchersatzprodukte									
Kokosmilch[1]	8	5	8	60	3	■■■	8	14	24
Sojadrink	44	7	3	150	10	■■■	4	228	152
Sojafruchtjoghurt	50	13	7	125	16	■■■	8	94	75
Sojashake Banane (Smoothie)	30	9	3	150	13	■■■	4	105	70

[1] Für diese Milchprodukte liegen keine gemessenen GI-Werte vor. Ihr Kohlenhydratanteil ist jedoch so gering, dass ihr GI und ihre GL sehr wahrscheinlich im niedrigen Bereich liegen. Ausnahmen bilden gezuckerte Milchprodukte, hier können GI und GL höher sein.

LOGI-TABELLEN: MILCH, KÄSE, EIER.

Käse und Eier

	GI	Portionsgröße in g	KH pro Portion	Eiweißgehalt	GL pro Portion	kcal pro Portion	kcal pro 100 g
Eier							
Hühnerei	8	60	<1	■■■	8	89	149
Rührei (einfach)	8	120	2	■■■	8	200	167
Rührei (mit Speck)	8	180	2	■■■	8	328	182
Omelette	8	140	1	■■■	8	273	195
Spiegelei	8	130	<1	■■■	8	254	195
Käse (Frischkäse, Kochkäse, Sauermilchkäse, Schmelzkäse)							
Frischkäse (70 % Fett i. Tr.)	8	30	<1	■■■	8	113	377
Frischkäse (57 % Fett i. Tr.)	8	30	1	■■■	8	60	200
Feta (45 % Fett i. Tr.)	8	30	0	■■■	8	71	237
Körniger Frischkäse (Hüttenkäse; 20 % Fett i. Tr.)	8	30	<1	■■■	8	29	95
Mascarpone (80 % Fett i. Tr.)	8	30	1	■■■	8	126	420
Mozzarella (45 % Fett i. Tr.)	8	30	<1	■■■	8	74	245
Mozarella light (18 % Fett i. Tr.)	8	30	<1	■■■	8	50	165
Ricotta (Molkenkäse; 45 % Fett i. Tr.)	8	30	<1	■■■	8	49	164
Schmelzkäse (20 % Fett i. Tr.)	8	30	<1	■■■	8	66	221
Speisequark (40 % Fett i. Tr.)	8	100	1	■■■	8	143	143
Speisequark (20 % Fett i. Tr.)	8	100	1	■■■	8	100	100
Speisequark (<10 % Fett i. Tr.)	8	100	3	■■■	8	75	75

8 Alle Lebensmittel, die in der GI-Bewertung dieses Symbol enthalten, sind auf den GI nicht getestet worden. Aufgrund ihres geringen Kohlenhydratgehaltes liegt die Vermutung nahe, dass ihr GI und ihre GL im niedrigen Bereich liegen.

Käse und Eier

	GI	Portionsgröße in g	KH pro Portion	Eiweißgehalt	GL pro Portion	kcal pro Portion	kcal pro 100 g
Hartkäse							
Appenzeller (50 % Fett i. Tr.)		30	0	■■■		116	386
Bergkäse (45 % Fett i. Tr.)		30	0	■■■		115	384
Chester (45 % Fett i. Tr.)		30	0	■■■		110	367
Cheddar (48 % Fett i. Tr.)		30	0	■■■		121	402
Emmentaler (45 % Fett i. Tr.)		30	0	■■■		115	383
Greyerzer (50 % Fett i. Tr.)		30	0	■■■		122	406
Parmesan (45 % Fett i. Tr.)		30	0	■■■		132	440
Provolone (45 % Fett i. Tr.)		30	0	■■■		102	340
Schnittkäse							
Butterkäse (45 % Fett i. Tr.)		30	0	■■■		90	299
Edamer (45 % Fett i. Tr.)		30	0	■■■		106	354
Edelpilzkäse (45 % Fett i. Tr.)		30	0	■■■		91	303
Edelpilzkäse (70 % Fett i. Tr.)		30	0	■■■		137	456
Esrom (45 % Fett i. Tr.)		30	0	■■■		94	313
Fontina (50 % Fett i. Tr.)		30	0	■■■		115	382
Gorgonzola (50 % Fett i. Tr.)		30	0	■■■		107	356
Gouda (45 % Fett i. Tr.)		30	0	■■■		110	365
Gouda light (27 % Fett i. Tr.)		30	0	■■■		77	256
Tilsiter (45 % Fett i. Tr.)		30	0	■■■		106	354

LOGI-TABELLEN: KÄSE UND EIER.

Käse und Eier

Weichkäse

	GI	Portionsgröße in g	KH pro Portion	Eiweißgehalt	GL pro Portion	kcal pro Portion	kcal pro 100 g
Bel Paese (50% Fett i. Tr.)	8	30	0	■■■	8	112	372
Brie (40% Fett i. Tr.)	8	30	0	■■■	8	77	257
Brie (70% Fett i. Tr.)	8	30	0	■■■	8	122	408
Camembert (40% Fett i. Tr.)	8	30	0	■■■	8	80	267
Camembert (70% Fett i. Tr.)	8	30	0	■■■	8	122	408
Limburger (45% Fett i. Tr.)	8	30	0	■■■	8	86	287
Münster (45% Fett i. Tr.)	8	30	0	■■■	8	88	293
Romadur (45% Fett i. Tr.)	8	30	0	■■■	8	88	293

Hinweis: Eier und Käse enthalten bei einer üblichen Portionsgröße 0 bis 2 g Kohlenhydrate. Der GI und die GL können aufgrund des geringen Kohlenhydratanteils mit den Standardmessungen nicht bestimmt werden. Beide Werte liegen somit im niedrigen Bereich bzw. es gibt keinen GI und keine GL für kohlenhydratfreie Lebensmittel. Ausnahmen können zum Beispiel gezuckerte Quarkspeisen bilden.

Fleisch und Wurst

	GI	Portionsgröße in g	KH pro Portion	Eiweißgehalt	GL pro Portion	kcal pro Portion	kcal pro 100 g
Geflügel und Wild							
Ente (gegart)	8	150	0	■■■	8	261	174
Hähnchenschenkel mit Haut (gegart)	8	150	0	■■■	8	321	214
Hase (gegart)	8	150	0	■■■	8	230	153
Hirsch (gegart)	8	150	0	■■■	8	224	149
Huhn, Brathuhn (gegart)	8	150	0	■■■	8	284	189
Huhn, Suppenhuhn (gegart)	8	150	0	■■■	8	414	276
Putenbrust (frisch)	8	150	0	■■■	8	161	107
Reh, Keule oder Rücken (gegart)	8	150	0	■■■	8	240	160
Schwein, Rind, Kalb und Lamm							
Bratenfleisch (gegart)	8	150	0	■■■	8	242	161
Filet (gegart)	8	125	0	■■■	8	151	121
Gulasch (gegart)	8	150	0	■■■	8	273	182
Hackfleisch (gegart)	8	150	0	■■■	8	371	247
Kamm (gegart)	8	150	0	■■■	8	353	235
Keule (gegart)	8	150	0	■■■	8	278	185
Kotelett (gegart)	8	150	0	■■■	8	288	192
Lende (gegart)	8	125	0	■■■	8	223	178
Rouladen (gegart)	8	150	0	■■■	8	245	163

LOGI-TABELLEN: FLEISCH UND WURST.

Fleisch und Wurst

	GI	Portionsgröße in g	KH pro Portion	Eiweißgehalt	GL pro Portion	kcal pro Portion	kcal pro 100 g
Schnitzel (gegart)	8	125	0	■■■	8	201	161
Steak (gegart)	8	150	0	■■■	8	254	169
Lammfleisch (gegart)	8	150	0	■■■	8	225	150
Kalbsfleisch (gegart)	8	150	0	■■■	8	239	159
Wurst- und Fleischwaren							
Bierschinken	8	30	<1	■■■	8	54	180
Blutwurst	8	30	<1	■■■	8	103	344
Bockwurst	8	125	<1	■■■	8	370	296
Bratwurst	8	150	<1	■■■	8	423	282
Cervelatwurst	8	30	<1	■■■	8	111	369
Corned Beef	8	30	<1	■■■	8	42	141
Fleischkäse (Leberkäse)	8	125	<1	■■■	8	378	302
Fleischwurst	8	125	<1	■■■	8	354	283
Geflügelwurst	8	30	<1	■■■	8	52	174
Gelbwurst (Hirnwurst)	8	30	<1	■■■	8	86	285
Jagdwurst	8	30	<1	■■■	8	65	218
Käseschinkenwurst	8	30	<1	■■■	8	70	232
Leberpastete	8	30	<1	■■■	8	90	299
Leberwurst	8	30	<1	■■■	8	98	328
Mettwurst	8	30	<1	■■■	8	93	311
Mortadella	8	30	<1	■■■	8	89	295

Fleisch und Wurst

	GI	Portionsgröße in g	KH pro Portion	Eiweißgehalt	GL pro Portion	kcal pro Portion	kcal pro 100 g
Münchner Weißwurst		125	<1	■■■		338	270
Salami		30	<1	■■■		108	360
Schinken (gekocht), mit oder ohne Fettrand		30	<1	■■■		53	175
Schinken (geräuchert)		30	<1	■■■		41	136
Speck		30	<1	■■■		239	796
Wiener Würstchen		100	<1	■■■		296	296

Hinweis: Fleisch und Wurst enthalten weniger als 1 g Kohlenhydrate pro Portionsgröße. Der GI und die GL können aufgrund des geringen Kohlenhydratanteils nicht bestimmt werden. Beide Werte liegen somit im niedrigen Bereich bzw. es gibt keinen GI und keine GL für kohlenhydratfreie Lebensmittel.

Anmerkung: Bei Wurstwaren kann der Anteil an Kohlenhydraten in Abhängigkeit von der Produktionsmethode und Qualität des Produktes von den in der Tabelle angegebenen Werten etwas abweichen.

LOGI-TABELLEN: FLEISCH, WURST, FISCH.

Fisch und Meeresfrüchte

Seefisch	GI	Portionsgröße in g	KH pro Portion	Eiweißgehalt	GL pro Portion	Omega-3-Fettsäuren	kcal pro Portion	kcal pro 100 g
Flunder (gegart)	8	150	0	■■■	8	↘	168	112
Heilbutt (gegart)	8	150	0	■■■	8	↘	170	113
Hering (gegart)	8	150	0	■■■	8	↗	356	237
Kabeljau (gegart)	8	150	0	■■■	8	↘	135	90
Makrele (gegart)	8	150	0	■■■	8	↗	315	210
Rotbarsch (gegart)	8	150	0	■■■	8	→	188	125
Scholle (gegart)	8	150	0	■■■	8	↘	158	105
Sardelle (geräuchert)	8	150	0	■■■	8	→	162	108
Sardine (gegart)	8	150	0	■■■	8	↗	207	138
Seelachs (geräuchert)	8	150	0	■■■	8	↘	144	96
Seezunge (gegart)	8	150	0	■■■	8	↘	147	98
Schellfisch (gegart)	8	150	0	■■■	8	↘	137	91
Steinbutt (gegart)	8	150	0	■■■	8	↘	147	98
Thunfisch (gegart)	8	150	0	■■■	8	↗	380	253

Fisch und Meeresfrüchte

	GI	Portionsgröße in g	KH pro Portion	Eiweißgehalt	GL pro Portion	Omega-3-Fettsäuren	kcal pro Portion	kcal pro 100 g
Süßwasserfisch								
Aal (gegart)	8	150	0	■■■	8	→	399	266
Barsch (gegart)	8	150	0	■■■	8	↘	140	93
Brasse (gegart)	8	150	0	■■■	8	↘	174	116
Felchen (gegart)	8	150	0	■■■	8	↘	165	110
Forelle (Bachforelle; gegart)	8	150	0	■■■	8	↘	185	123
Hecht (gegart)	8	150	0	■■■	8	↘	140	93
Karpfen (gegart)	8	150	0	■■■	8	↘	183	122
Lachs (Wildlachs; geräuchert)	8	150	0	■■■	8	↗	248	165
Schleie (gegart)	8	150	0	■■■	8	↘	134	89
Zander (gegart)	8	150	0	■■■	8	↘	144	96
Wels (gegart)	8	150	0	■■■	8	→	242	161
Schalen- und Krustentiere								
Austern (gegart)	8	100	4	■■■	8	↘	65	65
Garnelen (frisch)	8	100	<1	■■■	8	↘	102	102
Hummer (gegart)	8	100	<1	■■■	8	↘	88	88
Jakobsmuscheln (gegart)	8	100	6	■■■	8	↘	77	77
Klaffmuscheln (gegart)	8	100	3	■■■	8	↘	66	66

LOGI-TABELLEN: FISCH UND MEERESFRÜCHTE.

Fisch und Meeresfrüchte	GI	Portionsgröße in g	KH pro Portion	Eiweißgehalt	GL pro Portion	Omega-3-Fettsäuren	kcal pro Portion	kcal pro 100 g
Krabben (frisch)	8	100	<1	■■■	8	↘	91	91
Krebs (Flusskrebs; gegart)	8	100	1	■■■	8	↘	92	92
Languste (frisch)	8	100	1	■■■	8	↘	102	102
Miesmuscheln (gegart)	8	100	4	■■■	8	↘	69	69
Tintenfisch (gegart)	8	100	4	■■■	8	↘	95	95
Venusmuscheln (frisch)	8	100	6	■■■	8	↘	77	77

Hinweis: See- und Süßwasserfische enthalten weniger als 1 g Kohlenhydrate pro Portionsgröße. Der GI und die GL können aufgrund des geringen Kohlenhydratanteils nicht bestimmt werden. Beide Werte liegen somit im niedrigen Bereich (bzw. es gibt keinen GI und keine GL für kohlenhydratfreie Lebensmittel).

Schalen- und Krustentiere enthalten pro Portionsgröße zwischen < 1 g bis 6 g Kohlenhydrate. GI und GL liegen aufgrund des geringen Kohlenhydratgehalts vermutlich im niedrigen Bereich.

Omega-3-Fettsäuren. Diese langkettigen, mehrfach ungesättigten Fettsäuren kurbeln die Fettverbrennung an und regen den Fettabbau an. Sie helfen, Übergewicht abzubauen bzw. vorzubeugen. Für den Aufbau von Körperzellen, auch der Gehirn- und Nervenzellen, sind Omega-3-Fettsäuren unerlässlich. Unter anderem werden sie für den Aufbau von Gewebehormonen verwendet, die gefäßerweiternd und blutdrucksenkend wirken. Ihre weiteren wichtigen Funktionen tragen unter anderem dazu bei, dass sie das Herz-Kreislauf-Risiko senken und die Gesundheit verbessern. Omega-3-Fettsäuren kommen besonders reichlich in Fischfetten und in Fleisch von Tieren aus artgerechter Haltung vor. Auch die pflanzlichen Öle sind wertvolle Quellen dieser gesunden Fettsäuren. Verwenden Sie für die Zubereitung von Fleisch-, Geflügel- und Gemüsegerichten am besten immer Rapsöl. Wer den Geschmack mag, sollte auch auf Leinöl nicht verzichten.

LOGI-TABELLEN: NÜSSE UND SAMEN.

Nüsse und Samen

	GI	KH pro 100 g	Portionsgröße in g	KH pro Portion	Ballaststoffe	Eiweißgehalt	GL pro Portion	Omega-3-Fettsäuren	kcal pro Portion	kcal pro 100 g
Cashewnüsse	25	22	60	13	■■■	■■■	3	↘	341	568
Erdnüsse	7	8	100	8	■■■	■■■	1	↘	561	561
Haselnüsse	8	11	60	6	■■■	■■■	8	↘	382	636
Edelkastanien, Maronen	E	36	60	22	■■■	■■■	0	↘	104	173
Kokosnüsse	8	5	50	2	■■■	■■■	8	↘	179	358
Kokosraspel	8	6	20	1	■■■	■■■	8	↘	122	610
Kürbiskerne	8	14	20	3	■■■	■■■	8	↘	112	560
Leinsamen	8	0	20	0	■■■	■■■	8	↗	74	372
Mandeln, süß	8	4	60	0	■■■	■■■	8	↘	341	569
Macadamianüsse	8	4	60	0	■■■	■■■	8	↘	406	676
Nussmischung, geröstet, gesalzen	24	34	30	10	■■■	■■■	2	k.A.	194	646
Nussmischung mit Rosinen	21	32	30	10	■■■	■■■	2	k.A.	161	536
Paranüsse	8	4	60	2	■■■	■■■	8	↘	396	660
Pecannüsse	8	4	60	3	■■■	■■■	8	↘	415	692
Pinienkerne	8	7	20	1	■■■	■■■	8	↘	115	575
Pistazienkerne	8	12	60	7	■■■	■■■	8	↘	344	574
Sesam	8	10	20	2	■■■	■■■	8	↘	112	559
Sonnenblumenkerne	8	12	20	2	■■■	■■■	8	↘	115	574
Walnüsse	8	11	40	4	■■■	■■■	8	↗	262	654

Hinweis: Es liegen nur für Cashew- und Erdnüsse bzw. Nussmischungen Werte zu GI und GL vor. Da alle anderen Nüsse und Samen eine ähnliche Zusammensetzung aufweisen wie Cashew- und Erdnüsse und der Kohlenhydratgehalt sehr gering ist, ist anzunehmen, dass ihr GI und die GL ebenfalls im niedrigen Bereich liegen (Ausnahme: Edelkastanien).

Fette und Öle

Pflanzliche Fette und Öle

	GI	Portionsgröße in g	KH pro Portion	GL pro Portion	Omega-3-Fettsäuren	kcal pro Portion	kcal pro 100 g
Distelöl	8	12	0	8	↘	106	883
Erdnussöl	8	12	<1	8	↘	106	883
Erdnussbutter	8	20	2	8	↘	120	600
Kokosfett	8	20	0	8	↘	176	880
Kürbiskernöl	8	12	0	8	↘	106	883
Leinöl	8	12	0	8	↗	106	883
Maiskeimöl	8	12	0	8	↘	106	883
Margarine, halbfett	8	20	<1	8	↘	72	360
Margarine, Diät	8	20	<1	8	↘	110	550
Mayonnaise	8	25	<1	8	↘	186	744
Olivenöl	8	12	<1	8	↘	106	883
Palmöl	8	12	0	8	↘	105	875
Rapsöl	8	12	0	8	↗	105	875
Sesamöl	8	12	0	8	↘	106	883
Sojaöl	8	12	0	8	→	105	875
Sonnenblumenöl	8	12	0	8	↘	106	883
Traubenkernöl	8	12	0	8	↘	106	883
Walnussöl	8	12	0	8	↗	106	883
Weizenkeimöl	8	12	0	8	→	106	883

LOGI-TABELLEN: FETTE UND ÖLE.

Fette und Öle

Tierische Fette

	GI	Portionsgröße in g	KH pro Portion	GL pro Portion	Omega-3-Fettsäuren	kcal pro Portion	kcal pro 100 g
Butter		20	<1		↘	148	740
Butterschmalz		10	0		↘	88	880
Gänseschmalz		10	0		↘	88	880
Rindertalg		15	0		↘	129	860
Schweineschmalz		15	0		↘	132	880

Fette und Öle enthalten weniger als 1 g Kohlenhydrate pro Portionsgröße. Der GI und die GL können aufgrund des geringen Kohlenhydratanteils nicht bestimmt werden. Beide Werte liegen somit im niedrigen Bereich (bzw. es gibt keinen GI und keine GL für kohlenhydratfreie Lebensmittel).

Alkoholfreie Getränke

	GI	KH pro 100 ml	GL pro 100 ml	Portionsgröße in ml	KH pro Portion	GL pro Portion	kcal pro Portion	kcal pro 100 ml
Ananassaft, ungezuckert	46	14	6	200	27	12	118	59
Apfelsaft (klar), ungezuckert	44	12	5	200	24	11	98	49
Apfelsaft (naturtrüb), ungezuckert	37	11	4	200	22	8	98	49
Grapefruitsaft, ungezuckert	48	9	4	200	18	9	96	48
Orangensaft, ungezuckert	50	10	5	200	19	10	90	45
Multivitaminsaft	44	11	5	200	22	10	108	54
Gemüsesaft	43	4	2	200	7	3	34	17
Karottensaft, ungezuckert	43	9	4	200	18	8	44	22
Tomatensaft, ungezuckert	31	3	1	200	6	2	30	15
Colagetränk	58	10	6	500	52	30	210	42
Orangenlimonade	68	14	10	500	68	46	195	39
Zitronenlimonade	54	11	6	500	54	29	185	37
Gatorade	78	6	5	500	30	23	125	25
Isostar	70	7	5	500	36	25	145	29

LOGI-TABELLEN: GETRÄNKE.

Alkoholische Getränke

	GI	KH pro 100 ml	GL pro 100 ml	Portionsgröße in ml	KH pro Portion	GL pro Portion	kcal pro Portion	kcal pro 100 ml
Bier (helles Pils)[1 2]	0	3	0	330	10	0	139	42
Gin	0	0	0	20	0	0	53	263
Rotwein, trocken	0	<3	0	130	3	0	101	78
Sherry	0	1	0	50	<1	0	59	117
Weinbrand, trocken	0	<1	0	20	<1	0	47	237
Weißwein, trocken	0	<1	0	130	<1	0	94	72

Hinweis: Diese alkoholischen Getränke enthalten so wenige Kohlenhydrate, dass ihr GI mit den Standardmessmethoden nicht gemessen werden kann. Er wird mit 0 angegeben (Brand-Miller, Burani, Foster-Powell, Holt, 2003).

[1] Eine Flasche Bier (330 ml) enthält etwa 10 g Kohlenhydrate. Die gleiche Menge Colagetränk enthält etwa die dreifache Menge Kohlenhydrate: 34 g. In geringen Mengen hat Bier nur wenig Einfluss auf den Blutzucker.

[2] In einigen Literaturstellen wird der GI von Bier mit 110 angegeben. Dieser Wert ist auf Basis des Maltosegehalts von Bier errechnet. Maltose (ein Zucker) ist jedoch je nach Biersorte zum größten Teil durch die Hefen vergoren. Ein GI wurde aufgrund des niedrigen Kohelenhydratgehalts daher nicht bestimmt.

Fertigprodukte

	GI	KH pro 100 g	GL pro 100 g	Portionsgröße in g	KH pro Portion	GL pro Portion	kcal pro Portion	kcal pro 100 g
Fertigsuppen								
Brühe mit Nudeln	1	4	0	250	9	0	85	34
Gemüsesuppe	60	7	4	250	18	11	123	49
Grüne-Erbsen-Suppe	66	16	11	250	41	27	228	91
Hühnersuppe mit Gemüse und Vollkornpasta	43	4	2	250	11	5	138	55
Hühnersuppe mit Pilzen	58	8	5	250	19	11	145	58
Kürbiscremesuppe	76	7	5	250	18	14	110	44
Linsensuppe	60	8	5	250	20	12	218	87
Minestrone	47	13	6	250	32	15	80	32
Tomatensuppe	50	8	4	250	21	11	90	36
Fisch								
Fischburger	66	23	15	128	30	20	294	230
Fischstäbchen	38	19	7	150	29	11	296	197
Sushi	52	37	19	100	37	19	152	152

LOGI-TABELLEN: FERTIGPRODUKTE.

Fertigprodukte

	GI	KH pro 100 g	GL pro 100 g	Portionsgröße in g	KH pro Portion	GL pro Portion	kcal pro Portion	kcal pro 100 g
Fleischgerichte								
Chicken Nuggets (TK)	46	16	7	100	16	7	234	234
Chicken Nuggets mit Thai-Chili-Sauce	55	21	12	100	21	12	277	277
Chilli con Carne	34	12	4	300	36	12	351	117
Gemüseburger	59	24	14	146	35	21	361	247
Hamburger	66	26	17	106	28	18	255	241
Hühnchenburger	66	22	15	177	38	25	419	237
Hühnchen mit Gemüse (kurz angebraten) mit weißem Reis	73	21	15	360	75	55	k.A.	k.A.
Hühnchen in Senfsauce mit Champignons und Reis (chinesisch)	36	17	6	400	68	24	k.A.	k.A.
Schweinelende mit Gemüse und Kartoffelbrei	66	15	10	360	53	35	k.A.	k.A.
Teigwaren und Kartoffeln								
Käsetortellini	50	12	6	200	23	12	k.A.	k.A.
Lasagne mit Rindfleisch (TK)	47	12	6	350	41	19	823	235
Pizza mit Käse	60	27	16	250	68	41	665	266
Ravioli aus Hartweizengrieß, mit Fleisch gefüllt	39	21	8	200	42	16	434	217
Spaghetti bolognese	52	13	7	200	27	14	270	135

Diät- und Sportlerprodukte

	GI	KH pro 100 g oder ml	GL pro 100 g oder ml	Portionsgröße in g oder ml	KH pro Portion	GL pro Portion	kcal pro Portion	kcal pro 100 g oder ml
Eiweißpulver, eingerührt in entrahmte Milch (Proform)	44	20	9	250	50	22	163	65
Energieriegel (Power Bar)	56	65	36	65	42	24	246	378
Gatorade	78	6	5	500	30	23	125	25
Isostar	70	7	5	500	36	25	145	29
Proteinriegel, zuckerreduziert (Schoko)	38	16	6	80	13	5	290	363
Formula (Slim Fast Erdbeershake[1])	33	12	4	325	39	13	211	65
Formula (Slim Fast Schokopulver[1 2])	36	92	33	38[2]	35	13	k.A.	k.A.
Diät-Schoko-Müsliriegel (Slim Fast[1])	49	64	31	26	17	8	k.A.	k.A.
Diät- Gemüsesuppe (Slim Fast[1])	20	11	2	63[3]	7	1	k.A.	k.A.

[1] europäische Rezeptur
[2] plus 260 ml entrahmte Milch
[3] plus 250 ml Wasser

LOGI-TABELLEN: DIÄTETISCHE LEBENSMITTEL.

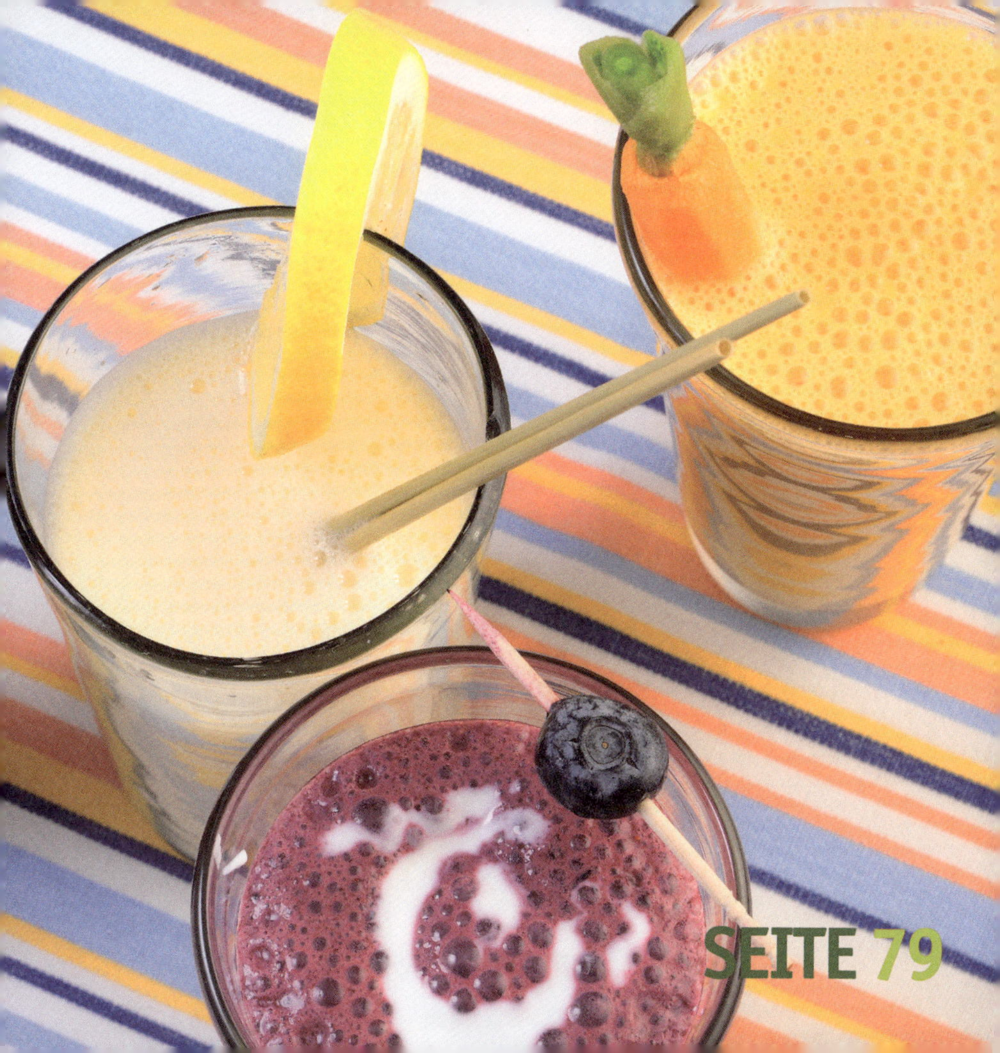

SEITE 79

Süßes und Snacks

	GI	KH pro 100 g	GL pro 100 g	Portionsgröße in g	KH pro Portion	GL pro Portion	kcal pro Portion	kcal pro 100 g
Snacks und Knabbereien								
Cashewnüsse	25	22	6	50	11	3	284	568
Erdnüsse	7	8	1	50	4	0	281	561
Kartoffelchips	56	42	24	50	21	12	268	536
Mais-Chips (Nachos)	57	50	29	50	25	14	238	476
Popcorn	65	55	36	50	28	18	184	368
Taco-Chips	68	60	41	50	30	20	243	485
Schokolade und Naschereien								
Aprikosensojariegel	27	40	11	30	12	3	124	414
M&M's (Erdnuss)	33	57	19	30	17	6	152	507
Mars	65	67	44	60	40	26	269	448
Marshmallows	62	80	50	15	12	7	50	333
Milchschokolade	43	56	24	20	11	5	107	536
Müsliriegel Frucht	61	70	43	25	18	11	97	386
Nougat	32	40	13	20	8	3	95	474
Schokolade, dunkel	23	52	12	20	10	2	99	496
Schokolade, weiß	44	58	26	20	12	5	108	542
Snickers	51	58	30	60	35	18	302	504
Twix	44	65	29	60	39	17	295	492
Jelly Beans (gemischte Farben)	78	93	73	30	28	22	114	381

LOGI-TABELLEN: SÜSSES UND SNACKS.

Süßes und Snacks

	GI	KH pro 100 g	GL pro 100 g	Portionsgröße in g	KH pro Portion	GL pro Portion	kcal pro Portion	kcal pro 100 g
Desserts								
Eiscreme	57	20	11	75	15	9	120	160
Eiscreme, fettreduziert	37	26	10	75	20	7	105	140
Mousse aus Fertigmischung, fettreduziert	36	20	7	50	10	4	43	86
Pudding aus Puddingpulver und Vollmilch	44	16	7	200	32	14	210	105
Kuchen, Gebäck und Kekse								
Bananenkuchen	47	48	23	70	34	16	k.A.	k.A.
Biskuitkuchen	46	57	26	100	57	26	391	391
Brezeln aus Weizenmehl (ofengebacken)	83	67	56	50	33	27	113	226
Brownies (mit Kokosnussmehl)	42	54	23	60	32	13	k.A.	k.A.
Butterkeks	53	76	40	25	19	10	120	480
Croissant	67	46	31	70	32	21	356	508
Donut	75	40	30	60	24	18	226	376
Gebäck	56	40	22	50	20	11	86	171
Haferkekse	50	64	32	25	16	8	125	501
Hörnchen	92	36	33	30	11	10	141	470
Karottenkuchen (mit Kokosnussmehl)	36	38	14	70	27	10	k.A.	k.A.
Muffin, Apfel	44	48	21	60	29	13	229	381
Muffin, Blaubeere	50	52	26	60	31	16	236	393
Muffin, Schokolade	52	53	28	60	32	17	254	424

Süßes und Snacks

	GI	KH pro 100 g	GL pro 100 g	Portionsgröße in g	KH pro Portion	GL pro Portion	kcal pro Portion	kcal pro 100 g
Pfannkuchen (Pancakes)	67	71	48	80	57	38	138	172
Reiscracker, Karamell	82	88	72	50	44	36	191	382
Salzcracker	55	68	37	25	17	9	109	437
Sandkuchen/Rührkuchen	54	53	29	70	37	20	308	440
Schokoladenkekse (Prinzenrolle)	52	67	35	45	30	16	221	491
Schokoladenkuchen (Backmischung)	38	47	18	70	33	13	288	412
Vanillekuchen mit Zuckerguss (Backmischung)	42	52	22	70	37	16	301	430
Waffeln	76	37	28	50	19	14	277	554
Weizencracker	67	56	38	25	14	9	122	486
Brotaufstriche, Konfitüre und Marmelade								
Aprikosenmarmelade	51	50	26	25	13	7	60	241
Erdbeermarmelade	49	63	31	25	16	8	61	243
Nutella	29	60	17	25	15	4	133	533
Orangenmarmelade	43	60	26	25	15	6	61	245

LOGI-TABELLEN: SÜSSES UND SNACKS.

Süßes und Snacks

	GI	KH pro 100 g	GL pro 100 g	Portionsgröße in g	KH pro Portion	GL pro Portion	kcal pro Portion	kcal pro 100 g
Zum Süßen								
Agavendicksaft	13	80	10	20	16	2	57	287
Ahornsirup	54	72	39	20	14	8	53	266
Fruchtzucker	15	100	15	5	5	1	20	405
Glukosesirup, hell	63	84	53	20	17	11	64	322
Haushaltszucker	65	100	65	5	5	3	20	405
Honig	61	76	46	20	15	9	61	306
Malzzucker (Maltose)	105	100	105	5	5	5	20	405
Milchzucker (Laktose)	47	100	47	5	5	2	20	405
Traubenzucker (Glukose)	103	100	103	5	5	5	20	405

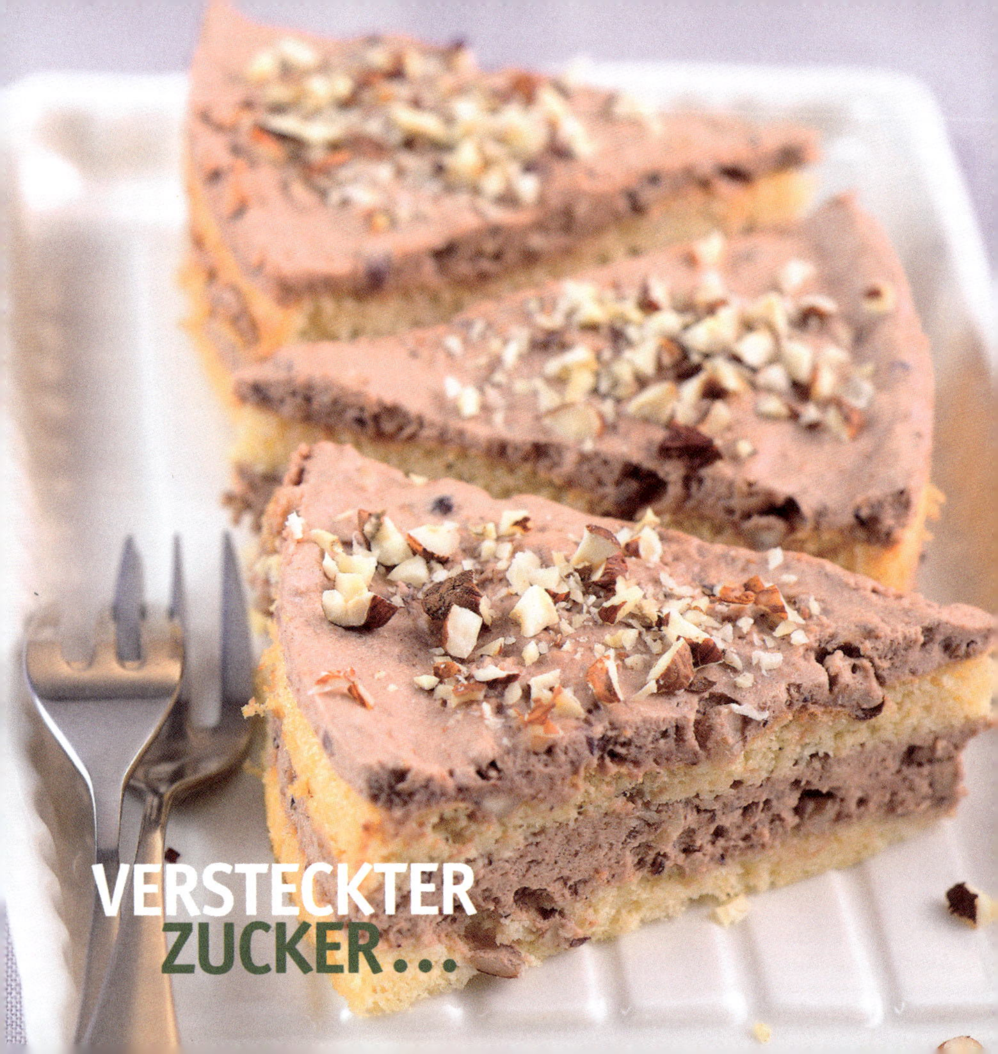

VERSTECKTER ZUCKER …

Vorsicht, Zuckerfalle! Während in den letzten Jahren der Fokus in der Lebensmittelindustrie in Richtung »fettreduziert« ging, findet man mittlerweile immer mehr Produkte, die auch als »zuckerfrei« deklariert werden. Aber Vorsicht – zuckerfrei ist nicht gleich zuckerfrei. Der Begriff Zucker auf den Verpackungen bezieht sich nur auf den uns bekannten weißen Haushaltszucker, mit dem wir Kaffee süßen oder Kuchen backen.

Schauen Sie genauer hin! Finden Sie auf dem Etikett von »zuckerfreien« Lebensmitteln weitere Zutaten wie Glukose, Dextrose, Fruktose, Maltose, Glukosesirup, modifizierte Stärke, Maisstärke oder Weizenstärke, dann sollten Sie skeptisch werden. Denn diese Stoffe sind nichts anderes als Zucker – sie landen nach dem Verzehr früher oder später alle im Blut und locken bis auf Fruktose das dick machende Hormon Insulin.

Die große Zuckerliste

	Packungs-/ Portionsgröße	enthaltener Zucker in g	*Würfelzucker in Stück	kcal pro Portion	kcal pro 100 g oder ml
Milch und Milchprodukte mit Fruchtzubereitung für Kinder					
Danone Fruchtzwerge	50	6,5	2	53	105
Bauer Kinderdrink (Mittelwert aus 3 Produkten)	100	12,9	4	76	76
Bauer Kinderjoghurt, mild (Mittelwert aus 4 Produkten)	125	17,8	6	109	87
Zott Monte Schokomahlzeit	55	8,7	3	107	195
Milupino Kindermilch (Mittelwert aus 3 Produkten)	200	17,0	6	134	67
Milchgetränke					
Actimel Drink Classic	100	10,5	4	71	71
Landliebe Kakaomilch (Mittelwert aus 3 Produkten)	250	23,0	8	180	72
Müllermilch (Mittelwert aus 3 Produkten)	500	61,3	20	380	76
Müller Fruchtbuttermilch Multivitamin	500	55,5	19	315	63
Müller Fructiv Blutorange	440	33,9	11	141	32
Dickmilch und Fruchtquark					
Dickmilch mit Frucht (3,5% Fett)	500	49,0	16	485	97
Dickmilch mit Frucht (1,5% Fett)	500	44,5	15	415	83
Danone Quark-Joghurt-Creme (Mittelwert aus 4 Produkten)	180	26,9	9	207	115

VERSTECKTER ZUCKER...

Die große Zuckerliste

	Packungs-/ Portionsgröße	enthaltener Zucker in g	Würfelzucker in Stück	kcal pro Portion	kcal pro 100 g oder ml
Joghurtzubereitungen					
Joghurt mit Frucht (3,5 % Fett)	150	17,6	6	149	99
Joghurt mit Frucht (1,5 % Fett)	150	14,6	5	125	83
Joghurt mit Frucht (0,3 % Fett)	150	13,7	5	114	76
Joghurt mit Frucht (10 % Fett)	150	13,7	5	216	144
Andechser Biojoghurt (Mittelwert aus 4 Produkten)	150	21,4	7	146	97
Danone Activia Classic	115	6,9	2	86	75
Danone Activia Pur	127	14,2	5	113	89
Ehrmann Almighurt Frucht (Mittelwert aus 5 Produkten)	150	24,0	8	165	110
Müller Joghurt mit Buttermilch (Mittelwert aus 6 Produkten)	150	22,5	8	134	89
Diät-Milchprodukte					
Müller Milchreis Diät (Mittelwert aus 3 Produkten)	200	24,4	8	168	84
Ehrmann Fruchtjoghurt Diät (Mittelwert aus 4 Produkten)	150	12,0	4	99	66
Ehrmann Fruchtquark Diät (Mittelwert aus 4 Produkten)	150	14,4	5	132	88
Ehrmann Diätdessert (Mittelwert aus 3 Produkten)	200	21,0	7	132	66
Dr. Oetker Diätpudding Schoko	150	13,1	4	117	78
Puddings und Desserts					
Landliebe Grießpudding Traditionell	150	25,5	9	206	137
Landliebe Sahnepudding Milchkaramell	150	25,5	9	230	153

Die große Zuckerliste

	Packungs-/ Portionsgröße	enthaltener Zucker in g	Würfelzucker in Stück	kcal pro Portion	kcal pro 100 g oder ml
Dr. Oetker Vanillepudding	150	24,9	8	137	91
Dr. Oetker Mousse au Chocolat	85	17,9	6	121	142
Dany Sahne Schoko	115	19,2	6	154	134
Dr. Oetker Rote Grütze	125	28,3	9	121	97
Dr. Oetker Götterspeise Waldmeister	150	24,6	8	107	71
Trinkfrühstück					
Schwartau Früchtefrühstück (Mittelwert aus 2 Produkten)	200	26,5	9	126	63
Fruchtsäfte					
Apfelsaft, klar (Mittelwert aus 22 Produkten)	200	20,2	7	98	49
Apfelsaft, naturtrüb (Mittelwert aus 13 Produkten)	200	21,6	7	98	49
Orangensaft (Mittelwert aus 26 Produkten)	200	20,0	7	90	45
Multivitaminsaft (Mittelwert aus 17 Produkten)	200	21,4	7	108	54
Fruchtsaftnektare/Fruchtsaftgetränke					
Orangennektar	200	20,0	7	126	63
Bananennektar	200	26,6	9	108	54
Sauerkirschnektar (Mittelwert aus 9 Produkten)	200	24,0	8	122	61
Schwarzer Johannisbeernektar (Mittelwert aus 13 Produkten)	200	26,7	9	140	70
Apfelfruchtsaftgeränk	200	21,0	7	80	40
Zitronenfruchtsaftgetränk (z. B. Capri Sonne)	200	25,4	9	74	37

VERSTECKTER ZUCKER …

Die große Zuckerliste

	Packungs-/ Portionsgröße	enthaltener Zucker in g	Würfelzucker in Stück	kcal pro Portion	kcal pro 100 g oder ml
Erfrischungsgetränke und Eistees					
Colagetränke	330	36,3	12	139	42
Colagetränke light	330	1,7	1	1	<0,25
Limonadengetränke	200	24,0	8	76	38
Orangenlimonade light	330	4,0	1	17	5
Eistee (Mittelwert aus 23 Produkten)	200	15,7	5	62	31
Eistee mit Süßstoff (Mittelwert aus 5 Produkten)	200	3,5	1	2	1
Instant-Eistee (Mittelwert aus 5 Produkten)	20	18,6	6	78	388
Frühstückscerealien					
Kellogg's All-Bran plus	30	14,4	5	100	334
Kellogg's All-Bran Flakes und Früchte	30	20,7	7	114	380
Kellogg's Cornflakes	30	25,2	8	113	378
Kellogg's DayVita All-Bran Flakes	30	20,1	7	111	370
Kellogg's Frosties	30	26,1	9	113	375
Kellogg's Smacks	30	25,2	8	115	382
Kellogg's Special K	30	22,8	8	114	379

Die große Zuckerliste

	Packungs-/ Portionsgröße	enthaltener Zucker in g	Würfelzucker in Stück	kcal pro Portion	kcal pro 100 g oder ml
Müsli und Müsliriegel					
Knuspermüsli (Mittelwert aus 34 Produkten)	50	9,2	3	221	442
Früchtemüsli (Mittelwert aus 41 Produkten)	50	8,7	3	169	337
Schokomüsli (Mittelwet aus 20 Produkten)	50	10,3	3	206	412
Müsliriegel Schoko (Mittelwert aus 5 Produkten)	25	7,3	2	110	439
Müsliriegel Nuss (Mittelwert aus 4 Produkten)	25	6,2	2	105	418
Müsliriegel Frucht (Mittelwert aus 4 Produkten)	25	6,7	2	97	386
Fruchtriegel/Fruchtschnitten/Kinderschnitten					
Fruchtriegel (Alnatura; Mittelwert aus 4 Produkten)	40	18,8	5	152	381
Fruchtschnitte, Aprikose (Alnatura)	75	36,5	12	296	395
Milchschnitte	28	9,5	3	118	420
Süßigkeiten und Gebäck					
Kinderschokolade	21	11,2	4	118	564
Mars	51	35,8	12	228	448
Alpenmilchschokolade	100	55,8	19	530	530
Mohrenkopf	20	14,0	5	75	377
Popcorn, karamellisiert	50	41,5	14	203	406
Lakritze	75	43,1	14	281	375
Marzipan	75	36,8	12	344	459

VERSTECKTER ZUCKER…

Die große Zuckerliste

	Packungs-/ Portionsgröße	enthaltener Zucker in g	Würfelzucker in Stück	kcal pro Portion	kcal pro 100 g oder ml
Gummibärchen	20	16,0	5	69	343
Zwieback	50	6,5	2	201	401
Frischeiwaffeln	42	12,4	4	187	445
Süße Brotauftstriche					
Fruchtaufstriche (Allos)	20	6,0	2	23	115
Nutella	25	14,3	5	133	533
Ketchup (Mittelwert aus 29 Produkten)	20	3,9	1	22	110
Ketchup (Mittelwert aus 29 Produkten)	500	97,5	33	550	110

Bei Milch und Milchprodukten wurde nicht nur der zugesetzte Zucker erfasst, sondern auch nicht zugesetzter Zucker wie Laktose (Milchzucker), der natürlich in solchen Produkten vorkommt. Bei Fruchtnektaren und Fruchtsaftgetränken setzt sich der Zuckergehalt aus natürlichem (Fruktose) und zugesetztem Zucker zusammen.

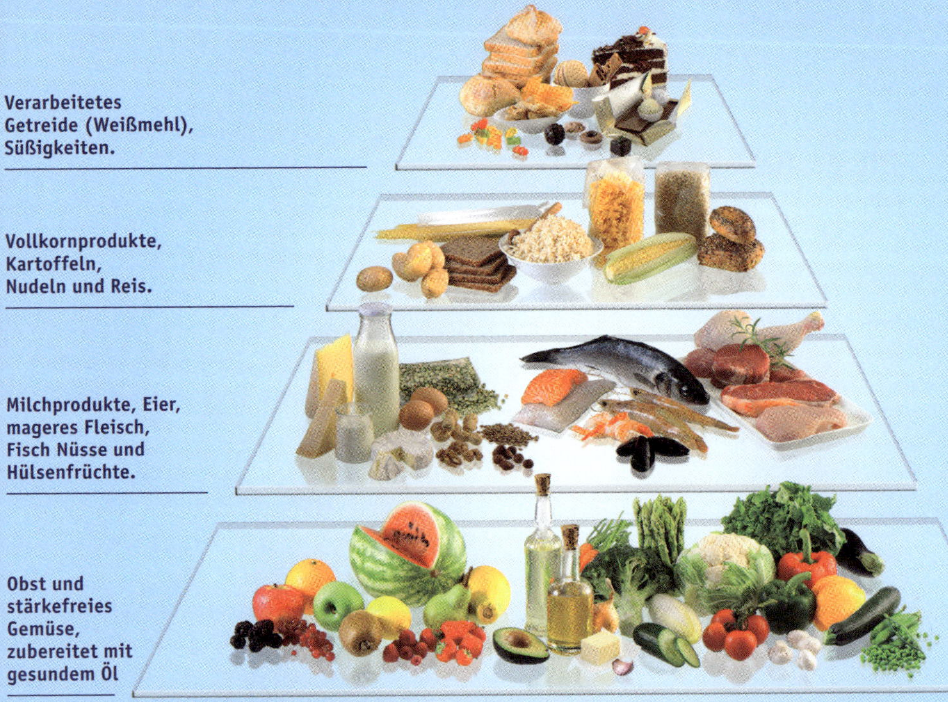

DIE LOGI-PYRAMIDE: GRUNDLAGE EINER GESUNDEN ERNÄHRUNG.

Zeichenerklärung.

So finden Sie sich auf Anhieb in den LOGI-Tabellen zurecht.

Die LOGI-Tabellen in diesem Guide sind ganz einfach zu lesen. Aus der Vielzahl an Informationen können Sie die wichtigsten – die glykämische Last (GL) pro 100 Gramm und pro Portion – auf den ersten Blick erkennen: die Werte sind farbig hinterlegt.

Rote Werte bedeuten grundsätzlich »Achtung«. Hier bekommen Sie vom Falschen zu viel und vom Richtigen zu wenig. **Grüne** Werte signalisieren »Alles okay«. Sie weisen auf vorteilhafte Lebensmittel für die LOGI-Ernährung hin.

😊😐☹ Lachende, neutrale und traurige Gesichter finden Sie überall dort in den Tabellen, wo ein exakter Wert nicht messbar ist. Die »Smileys« verstehen Sie bestimmt sofort. Bei den Omega-3-Fettsäuren wird die Tendenz zu hoch, etwas oder wenig durch Pfeile (↗→↘) dargestellt.

Die Menge an Eiweiß und Ballaststoffen ist mit roten (■■■), gelben (■■■) und grünen (■■■) Kästchen gekennzeichnet. Logisch: rot steht für eine kleine, grün für eine große Menge.

Die in den Tabellen verwendeten Abkürzungen bedeuten: GL = glykämische Last, GI = glykämischer Index, KH = Kohlenhydrate, g = Gramm, ml = Milliliter, kcal = Kilokalorien, k. A. = keine Angabe/kein ermittelter Wert.

Die 14 LOGI-Regeln:

1. Essen Sie mindestens fünf Portionen Gemüse (3 x) und Obst (2 x) am Tag. **2.** Bevorzugen Sie mageres Fleisch und Fleischwaren. **3.** Verzehren Sie regelmäßig fetten Seefisch wie Lachs, Makrele, Hering oder Sardine. **4.** Verwenden Sie hochwertige Fette: Olivenöl, Rapsöl, Walnussöl und als Streichfett Butter. **5.** Bevorzugen Sie bei Milch und Milchprodukten die Vollfettstufen **6.** Essen Sie möglichst selten bzw. nur kleine Portionen stärke- und zuckerreicher Lebensmittel. **7.** Wenn Sie naschen wollen, am besten zu oder nach einer Hauptmahlzeit. **8.** Verzehren Sie zu jeder Mahlzeit ein eiweißreiches Lebensmittel. **9.** Vermeiden Sie die Kombination zucker- und fettreicher Lebensmittel. **10.** Verzehren Sie vor allem Lebensmittel mit niedriger glykämischer Last. **11.** Ideal ist eine tägliche glykämische Last von maximal 100. **12.** Trinken Sie ausreichend. **13.** Bewegen Sie sich viel und gerne. 14. Schlafen Sie ausreichend (7–8 Stunden).

Einige clevere Kohlenhydrat-Alternativen:

Kartoffelchips ➜ lieber Kokoschips knabbern, die erhalten Sie im Reformhaus. Tipp: Backen Sie die Kokoschips 2 Minuten im Backofen, dann werden sie schön kross. Getreidemüsli ➜ Sojaflocken, gehobelte oder gehackte Nüsse, Weizenkleie oder Kokosflocken. Tipp: Rösten Sie die Nüsse vorher in der Pfanne kurz an, das macht sie noch aromatischer. Konfitüren und Marmelade ➜ Fruchtaufstrich oder Fruchtmus enthalten einen höheren Fruchtanteil und weniger zugesetzten Zucker. Vollmilchschokolade ➜ Zartbitterschokolade mit mindestens 70% Kakaoanteil enthält weniger Zucker, schmeckt intensiver und man nascht automatisch weniger davon. Saucenbinder ➜ Johannisbrotkernmehl, Guarkernmehl, Sojamehl oder Kichererbsenmehl binden Suppen und Saucen genau so gut. Tipp: Frikadellen können statt mit Semmelbröseln auch mit Ei und geriebenem Parmesan lecker zubereitet werden. Zucker ➜ Alternativ können Sie auch Stevia oder etwas Süßstoff verwenden.

Bibliografische Information der Deutschen Nationalbibliothek
Die Deutsche Nationalbibliothek verzeichnet diese Publikation in der Deutschen Nationalbibliografie. Detaillierte bibliografische Daten sind im Internet über https://dnb.de abrufbar.

Für Fragen und Anregungen
info@m-vg.de

Wichtige Hinweise
Dieses Buch ist für Lernzwecke gedacht. Es stellt keinen Ersatz für eine individuelle medizinische Beratung dar und sollte auch nicht als solcher benutzt werden. Wenn Sie medizinischen Rat einholen wollen, konsultieren Sie bitte einen qualifizierten Arzt. Der Verlag und die Autoren haften für keine nachteiligen Auswirkungen, die in einem direkten oder indirekten Zusammenhang mit den Informationen stehen, die in diesem Buch enthalten sind.

Ausschließlich zum Zweck der besseren Lesbarkeit wurde auf eine genderspezifische Schreibweise sowie eine Mehrfachbezeichnung verzichtet. Alle personenbezogenen Bezeichnungen sind somit geschlechtsneutral zu verstehen.

7. Auflage 2026

Türkenstraße 89
80799 München
Tel.: 089 651285-0

Die Originalausgabe erschien 2011 im systemed Verlag.

Redaktion: systemed Verlag, Lünen
Fotografie: Studio L'Eveque, München
Gestaltung, Satz: A flock of sheep, Lübeck/Andreas Linnemann, München
Druck: Florjancic Tisk d.o.o., Slowenien
Printed in the EU

ISBN Print 978-3-95814-233-6
ISBN E-Book (EPUB, Mobi) 978-3-95814-235-0